U0196849

本书为 国家科技支撑计划（2014BAI05B03）
北京大学第三医院临床重点支持项目（BYSY2015002） 成果

经阴道腹腔镜及宫腔镜新技术

主　编　马彩虹　乔　杰

副主编　杨　艳　刘效群　宋雪凌　林　忠

编　者（按姓氏笔画排序）

Stephan Gordts (Leuven Institute for Fertility and
　　　　Embryology, Leuven, Belgium)

马彩虹（北京大学第三医院）

王　洋（北京大学第三医院）

王丽颖（北京大学第三医院）

乔　杰（北京大学第三医院）

刘　娟（广州医科大学附属第三医院）

刘效群（河北省计划生育科学技术研究院）

杨　硕（北京大学第三医院）

杨　艳（北京大学第三医院）

杨　蕊（北京大学第三医院）

宋雪凌（北京大学第三医院）

张馨雨（北京大学第三医院）

林　忠（广西柳州市妇幼保健院、
　　　　广西科技大学附属妇产儿童医院）

庞天舒（北京大学第三医院）

黄晓武（首都医科大学附属复兴医院）

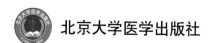
北京大学医学出版社

JING YINDAO FUQIANGJING JI GONGQIANGJING XINJISHU

图书在版编目（CIP）数据

经阴道腹腔镜及宫腔镜新技术 / 马彩虹，乔杰主编 .
-- 北京：北京大学医学出版社，2018.1
　　ISBN 978-7-5659-1727-1

　　Ⅰ . ①经… Ⅱ . ①马… ②乔… Ⅲ . ①妇科外科手术
—腹腔镜检②子宫疾病—内窥镜检 Ⅳ . ① R713
② R711.740.4

中国版本图书馆 CIP 数据核字 (2017) 第 301029 号

经阴道腹腔镜及宫腔镜新技术

主　　编：马彩虹　乔　杰
出版发行：北京大学医学出版社
地　　址：（100191）北京市海淀区学院路 38 号　北京大学医学部院内
电　　话：发行部 010-82802230；图书邮购 010-82802495
网　　址：http ://www.pumpress.com.cn
E － mail : booksale@bjmu.edu.cn
印　　刷：北京强华印刷厂
经　　销：新华书店
责任编辑：冯智勇　　责任校对：金彤文　　责任印制：李　啸
开　　本：787mm × 1092mm　1/16　印张：9.25　字数：210 千字
版　　次：2018 年 1 月第 1 版　2018 年 1 月第 1 次印刷
书　　号：ISBN 978-7-5659-1727-1
定　　价：128.00 元

本书所附手术及相关视频二维码扫描说明

第一步：打开手机微信，利用"发现"中的"扫一扫"，扫描右边"北京大学医学出版社有限公司"微信公众号二维码，关注北京大学医学出版社微信公众号。

北京大学医学出版社微信公众号二维码

第二步：刮开右边的二维码，使用"北京大学医学出版社有限公司"微信公众号中右下角的"扫一扫"功能，激活本册图书的增值服务。

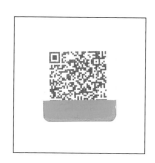

随书视频服务激活二维码

第三步：使用"北京大学医学出版社有限公司"微信公众号中右下角的"扫一扫"功能，扫描书中二维码，即可观看手术及相关视频（一本书只绑定一个微信号）。

本书由
北京大学医学科学出版基金
资助出版

序

作为一名在生殖医学微创手术领域奋战几十年的医生，我非常欣喜地看到《经阴道腹腔镜及宫腔镜新技术》即将出版。

生殖医学的发展与妇科微创技术的发展是并驾齐驱的。世界第一例试管婴儿的诞生也是基于腹腔镜协助下的取卵技术。在辅助生殖技术广泛开展的今天，腹腔镜和宫腔镜技术在生殖医学领域中也日益发挥重要的作用，如不孕症的病因评估与治疗、辅助生殖技术并发症的及时处理。同时，不孕妇女合并子宫、卵巢、输卵管疾病时，可以通过内镜技术治疗，可帮助其受孕或提高辅助生殖技术的成功率。

经阴道腹腔镜的再次应用得益于电子技术的发展，使得图像更清晰，光镜和操作器械孔径更细；也源于微创理念逐渐深入人心，患者更愿意选择通过人体自然腔道的内镜手术。

乔杰教授高瞻远瞩，从 21 世纪初，就在北医三院生殖医学中心发展生殖医学领域的微创技术，探索经阴道腹腔镜等微创技术在生殖医学中的应用，以求更加微创精准探查和治疗不孕症并保护女性生育力。该团队还出版了《生殖医学微创手术学》，获得广泛好评。

乔杰教授的团队在经阴道腹腔镜手术中颇有经验，他们从动物实验和临床研究两方面对多囊卵巢综合征合并不孕患者卵巢打孔的有效性和安全性进行了深入研究，探索了双极电凝针、激光电针等不同器械的打孔效果；探索经腹部超声引导下后穹窿穿刺技术，明显提高了经阴道腹腔镜手术的安全性；目前，又探索国产阴道超声探头在经阴道手术穿刺中的应用价值。通过他们的努力，使很多患者避免了气腹腹腔镜手术，减少了手术的创伤和痛苦。

宫腔镜检查能够检出不孕症患者的宫腔因素，提高助孕技术的成功率。该团队探索性地将宫腔镜新技术应用在生殖医学领域。宫腔刨削系统处理子宫内膜息肉、子宫肌瘤以及特殊部位异位妊娠，很好地保护患者生育力。CAMPO 镜的应用使更多的患者能够在门诊完成手术，更加微创和方便患者。

通过阅读书稿，发现本书内容深入浅出，真正从一个临床医生的角度对阴道腹腔镜及宫腔镜新技术进行了全面的介绍，从手术入路的解剖、手术适应证、基本操作步骤到手术并发症的预防和处理，全方位地展现这些技术。本书中融入了编者大量的临床经验和手术技巧，图文并茂、通俗易懂，更是本书的一大特色。

今日有幸为本书作序，发表一点个人的感想，供编者和读者参考。在此向本书的所有编者致敬，你们不断探索的精神值得钦佩，正是你们的努力，使得宝贵的经验得以传承，进一步推动了微创技术的发展。

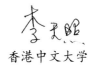

香港中文大学

前　言

随着社会经济和科学技术的进步和发展，外科学技术也逐渐趋向微创手术。减少手术的创伤、疼痛和瘢痕是微创技术发展的新理念和新观点。

自然腔道内镜手术（Natural Orifice Transluminal Endoscopic Surgery，NOTES）是指利用自然孔道，将内镜置入体腔，穿刺空腔脏器壁进入腹腔，进行腹腔内手术。2007年法国的Marescaux等成功完成了经阴道胆囊切除手术。这是人类历史上第一次在人体成功尝试NOTES技术。妇产科医生最擅长经阴道的手术，女性内生殖器官位于盆腔，妇科经阴道NOTES技术有极好的应用前景。

经阴道腹腔镜技术目前主要用于不孕女性的检查和治疗。不孕女性病变相对较轻，手术相对简单，可以在局部麻醉或静脉麻醉下完成经阴道腹腔镜手术。我们从2008年开始探索经阴道腹腔镜技术，在拟行腹腔镜检查的不孕症妇女中，约45%的妇女可在经阴道腹腔镜下完成检查和手术，避免了不必要的经腹腹腔镜检查。经阴道腹腔镜手术创伤更小，术后恢复更快，费用更低。但是，该技术在发展过程中还存在障碍和瓶颈：如何准确判断直肠子宫陷凹是否粘连和封闭，以安全地完成置镜检查？如何减少术中出血，以更好保证术野的清晰？因此，我们进一步探索在腹部超声或阴道超声引导下的阴道后穹隆穿刺技术，使穿刺可视，提高穿刺的安全性。同时，扩展经阴道腹腔镜下可完成的术式，例如将激光技术应用在卵巢打孔术中。

在不孕症妇女的病因筛查中，宫腔镜检查是非常重要和必要的。如何在门诊一站式完成不孕症检查和治疗，减少患者的疼痛和花费，是生殖医学微创技术中的一个重要发展领域。

本书共分为两部分。第一部分详细介绍了经阴道腹腔镜技术的发展历史、设备器械、独特视角的解剖特点、检查和手术的具体步骤。尤为重要的是，文中融入了作者们在临床工作中的手术经验和教训。第二部分重点阐述了门诊宫腔镜新技术及必要的设备和器械，详细介绍 TROPHY 宫腔镜和 IBS 系统在生殖医学中的应用。

我们希望，通过对微创新技术的介绍和经验分享，能够帮助同道们更好地了解和掌握这些技术，在临床应用中少走弯路，提高手术安全性，更好地为患者服务。

由于这些技术开展的时间较短，我们的经验和能力有限，不当之处敬请阅者指正。

马彩虹　乔　杰

北京大学第三医院生殖医学中心

目 录

第一部分
经阴道腹腔镜新技术

　　经阴道腹腔镜手术是经阴道穹窿穿刺进入腹腔，进行腹腔内的妇科微创手术。因其手术创伤小、手术时间短、术后不留切口等优势，在微创技术领域有良好的应用前景。本部分主要介绍经阴道腹腔镜手术的历史发展、适应证与禁忌证、手术器械、基本手术操作等，着重介绍经阴道水腹腔镜技术在生殖医学的应用，如何避免并发症的发生，并介绍激光和超声等技术的辅助应用。

第一章
经阴道腹腔镜技术的发展

在医学发展的历史长河中，伴随着科学技术的不断进步，人们在不断探索新的诊疗手段。在 20 世纪初期，后穹窿镜（Culdoscope）问世。后穹窿镜是经后穹窿检查盆腔及腹腔脏器的腹腔镜，逐渐发展成今天的经阴道腹腔镜检查（Transvaginal Laparoscopy，TVL）。

一、后穹窿镜

第一例后穹窿镜应用的报道是在 1901 年 4 月 19 日，俄国医生 Dmitri von Ott 在圣彼得堡妇产科协会的会议上首次报道了患者取头低臀高仰卧位，通过阴道穹窿切开在头镜反射光照明下使用膀胱镜观察盆腔的内镜检查技术（当时称作 Ventroscopy）。1937 年奥地利医生 Emanuel Klaften 应用硬性后穹窿镜进行诊断及一些手术治疗。1940 年，TeLinde 在美国首次应用后穹窿镜。Palmer 在 1942 年也报道了平卧位后穹窿镜的应用。同年，Albert Decker 发明了 Decker 后穹窿镜，为末端连接光源的硬性镜，镜体直径 7.9mm（图 1-1），Decker 和 Cherry 令患者采用了膝胸卧位，自然形成气腹，引入 300～500ml 空气（图 1-2）。Peretz 和 Sharf 则令患者采用 30° 的头低臀高截石位，加压注入大约 2L 的 CO_2 气体形成气腹，使用 45° 角的 Gulbring 后穹窿镜（60° 视角）进行检查，并提出截石位优于膝胸卧位。1963 年，Clyman 应用硬性后穹窿镜进行了盆腔粘连松解、卵巢活检、卵巢囊肿穿刺抽吸术。

在 20 世纪的 50～70 年代，后穹窿镜一度在美国广泛应用，特别是纤维冷光源系统问世后，其主要应用于不孕症的评估，通常在局部麻醉下进行。在美国的 Johns Hopkins 医院，手术室平均每天进行 5～6 例后穹窿镜检查。当时美国的医生通常令患者采用膝胸卧位进行后穹窿镜检查，通过牵拉阴道后壁置镜，借助重力作用将腹腔内脏器移出盆腔，利用肠管负压将空气充入盆腔，而不需灌注特殊气体。在当时的欧洲，后穹窿镜并未被广泛应用。

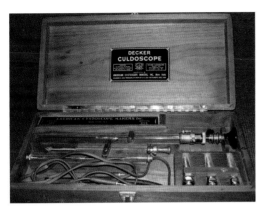

图 1-1　现存的 Decker 后穹窿镜的照片。拍摄者：Dr. Daniel Tsin

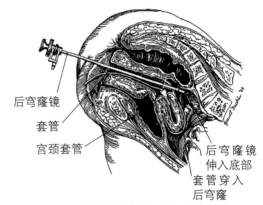

后穹窿镜
套管
宫颈套管
后穹窿镜
伸入底部
套管穿入
后穹窿

图 1-2　患者膝胸卧位，置入后穹窿镜

1970 年后，腹腔镜技术不断发展，后穹窿镜由于缺乏全景式视野、存在脏器损伤的风险、手术应用的局限性以及感染风险等原因而受到质疑。在随后的十几年间，后穹窿镜的应用逐渐减少，并被标准腹腔镜所取代。

二、经阴道腹腔镜

近十余年，随着光学及纤维内镜技术的发展，作为一种自然腔道内镜手术（Natural Orifice Transluminal Endoscopic Surgery，NOTES），后穹窿镜技术重新受到关注。

1999 年，Paulson 等对后穹窿镜准确性进行研究，11 例患者以膝胸卧位通过后穹窿途径盲穿，置入纤维膀胱镜，以 2.2mm 纤维膀胱镜观察盆腔，得到全景式盆腔视野。在后穹窿镜检查同时进行常规腹腔镜检查，两者诊断的相符性达到 100%。2000 年，Burnett 等进行了导向性研究，18 例患者应用 4.9mm 外鞘、2.2mm 工作鞘的纤维胆囊镜作为诊断性盆腔镜。患者取膝胸卧位，经后穹窿盲穿 5mm Trocar 后置镜，前 3 例在全身麻醉下进行，后 15 例在局部麻醉和静脉镇静药物麻醉下进行，手术时间平均 5min，其中 13 例患者可耐受检查。2001 年，Scott 和 Magos 描述了应用可视套管穿刺置入后穹窿镜。20 例不孕症患者，采取仰卧位在局部麻醉下应用 2.5mm 外鞘、3mm 0° 镜，80% 的患者成功。穿刺口不需缝合，没有出血及脏器损伤发生。

2001 年，Tsin 报道了腹腔镜辅助穹窿镜的可行性，命名其为穹窿腹腔镜，进行了 5 例卵巢切除术、4 例子宫肌瘤剔除术、3 例附件切除术和 1 例输卵管切除术。患者取头低臀高仰卧位，腿部放置 Allen 脚蹬支撑，将 10 ～ 12mm Trocar 穿刺后穹窿进入直肠子宫陷凹，然后进侧腹部 3 ～ 5mm Trocar，阴道穿刺口用于摄像或放置器械，手术结束时腹腔镜下或经阴道缝合阴道穿刺口，无术中并发症发生。2 年后 Tsin 等报道了一例 81 岁阴式子宫切除合并有症状的胆囊结石患者，经阴道穹窿腹腔镜进行胆囊切除术。将 12mm

Trocar 置于阴道切口荷包缝合固定后建立气腹，在穹窿镜直视下腹部置入 5mm Trocar，切除胆囊置于收集袋中自阴道切口取出。2007 年，Tsin 等回顾了 100 例经后穹窿腹腔镜手术，也被称为迷你腹腔镜辅助的自然腔道手术（Minilaparoscopy-Assisted Natural Orifice Surgery, MANOS），包括附件切除术、子宫肌瘤剔除术、卵巢囊肿剥除术、阑尾切除术、胆囊切除术和阴式子宫切除术，100 例患者中，仅 1 例出现术后发热。近年，还有经阴道后穹窿途径进行肾切除术的报道。

三、经阴道水腹腔镜的发展

20 世纪 90 年代末期，Circon 公司生产了特制的 Ver 膨胀介质，在液体的环境下，使输卵管、卵巢保持自然位置，便于系统观察结构。1998 年，比利时的 Gordts 等使用套管穿刺针，完成了应用注水腹腔镜检查输卵管、卵巢及盆腔解剖结构的手术，称为经阴道水腹腔镜（Transvaginal Hydrolaparoscopy，THL）（图 1-3）。

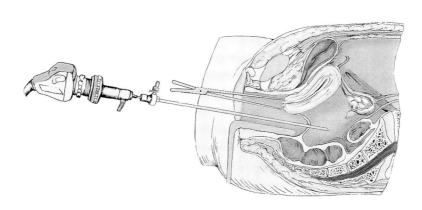

图 1-3　经阴道水腹腔镜

1998 年，Watrelot 等提出了生育镜（Fertiloscopy）的概念，即在局麻或哌嗜定（安定）镇静下在门诊对不孕症患者施行 THL、输卵管染色通液术（Dye-Test）及宫腔镜的联合检查，术中可以同时进行输卵管镜或显微输卵管镜检查（图 1-4、图 1-5）。

THL 可以观察输卵管及其与卵巢的关系。在液体环境下，输卵管伞端张开，可以观察黏膜皱襞，而飘浮的黏膜皱襞有助于发现黏膜粘连，提示盆腔感染性疾病；还可以进行输卵管镜及显微输卵管镜检查，评估输卵管黏膜。即使输卵管通畅者，也可能发现输卵管黏膜的微小病变，从而为一些"不明原因不孕"的患者找到不孕原因。THL 还可以发现卵巢和输卵管之间细小的、薄的粘连带，发现微小的子宫内膜异位病灶，而这些都是标准腹腔镜所不易发现的。对于没有明显卵巢或直肠子宫陷凹病变的不孕症患者，生育镜可以与标准腹腔镜相媲美，而且生育镜在吸入麻醉或局麻下进行，与标准腹腔镜相

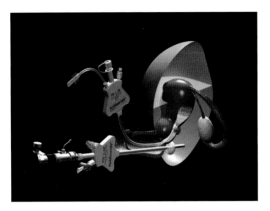

图 1-4　生育镜三维示意图

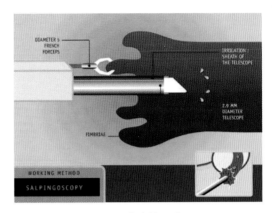

图 1-5　生育镜示意图

比，并发症发生率低。2005 年，Gordts 等报道了 663 例门诊将经阴道腹腔镜作为不孕症的一线检查方法，患者取平卧位，局部麻醉，针状 Trocar 穿刺系统，林格液作为膨胀介质，应用 30° 直径 2.9mm 硬性镜检查盆腔病变，失败率仅有 3.4%。

　　总结大量研究发现，将标准腹腔镜应用于不孕症检查时，有 41% ～70% 的患者盆腔是正常的或仅有无临床意义的轻微病变，应用标准腹腔镜进行单纯不孕症的检查不仅增加了不孕患者的痛苦和医疗费用负担，亦增加了手术风险。标准腹腔镜并发症发生率为 0.2% ～1.5%，死亡率为 (0.1～1)/10 万；THL 并发症发生率为 0.5% ～1.9%，没有严重并发症报道，更无死亡病例报道。THL 的并发症包括：出血、感染和盆腔脏器损伤（主要是直肠损伤）。标准腹腔镜肠损伤发生率为 0.03% ～0.3%，Gordts 等于 2000 年对 18 个国家进行了 THL 肠损伤问卷调查，结果显示肠损伤发生率为 0.65%，其中小于 50 例 THL 操作经验的医师术中肠损伤发生率为 1.35%，而 ≥50 例操作经验者，肠损伤发生率降为 0.25%，当操作经验达 100 例 / 年时，肠损伤的发生率可降至 0.06%，研究表明，THL 术中的肠损伤趋向于较轻微的损伤。为减少直肠损伤等并发症的发生，近几年已发展了超声引导下的经阴道水腹腔镜技术，大大提高了手术的安全性和易操作性。

　　THL 亦可以进行简单的手术，例如：卵巢打孔及粘连松解术。2001 年 3 月，国外首次有报道将 THL 技术用于对氯米芬抵抗的多囊卵巢综合征（Polycystic Ovary Syndrome，PCOS）患者施行卵巢打孔术。随后有报道其应用于其他手术操作。国内最早于 2004 年有 THL 检查的文献报道，于 2007 年起有 THL 手术的文献报道。Gordts 等报道了 39 例 THL 卵巢打孔术，除去 6 例失访病例，33 例患者中有 25 例术后妊娠，平均受孕周期为 7.2 个月，认为经阴道水腹腔镜是除标准腹腔镜外又一治疗多囊卵巢综合征的有效手术途径。

　　TVL 除具有标准腹腔镜准确、安全的优点外，还具有快速、不需住院可在门诊完成、更为微创、不需全身麻醉、患者耐受性好、费用低廉等优点，但 TVL 作为不明原因不孕患者的常规检查手段并未被广泛应用。TVL 并未能普及应用的一个原因可能是有经验的腹腔镜手术医生不愿意放弃他们熟悉的技术，一个有丰富标准腹腔镜临床经验的医生并不一定熟悉这种特殊的手术操作，学习新技术可能需要花费时间，可能遇到困难，必须经过专门的培训。

此外，TVL 不能发现宫体前方的病变，且当盆腔粘连严重时不能进行 TVL 检查，故 TVL 存在一定的漏诊率。另外，由于 TVL 不能进行复杂操作，使其手术治疗受到局限。目前 THL 的治疗性操作主要为卵巢打孔术，使 TVL 推广受到阻碍。法国 Darai E 等对 48 家教学医院的妇产科进行问卷调查发现，有 20 家曾使用或还在使用 THL，其中只有 8 家常规使用，8 家中有 6 家使用治疗性 THL，主要用于卵巢打孔术。而 THL 被放弃的主要原因是其操作的局限性。

总之，TVL 开辟了不孕症腹腔镜检查的新途径，使其简单化、门诊化、大众化，为不孕症患者缩短了诊断与治疗周期。对于临床或超声检查均无明显盆腔疾病的不孕患者，TVL 与宫腔镜联合应用即生育镜的应用，同时对输卵管黏膜进行评估，可以更加准确地评估不明原因的不孕症。相信随着医疗器械的发展以及技术的培训，TVL 这种经自然腔道的手术方式将会得到更多更好的临床应用。

（黄晓武　乔　杰）

参考文献

1. Christian J, Barrier BF, Schust D, et al. Culdoscopy: a foundation for natural orifice surgery-past, present, and future. J Am Coll Surg, 2008, 207(3):417-422.

2. De Wilde R L, Brosens I. Rationale of first-line endoscopybased fertility exploration using transvaginal hydrolaparoscopy and minihysteroscopy. Hum Reprod, 2012, 27, 2247-2253.

3. Marana R, Catalano G F, Muzii L. Salpingoscopy. Curr Opin Obstet Gynecol, 2003, 15, 333-336.

4. Gordts S, Puttemans P, Gordts Sy, et al. Transvaginal laparoscopy. Best Practice & Research Clinical Obstetrics and Gynaecology, 2005, 19(5): 757-767.

5. Watrelot A. Place of transvaginal fertiloscopy in the management of tubal factor disease. Reproductive BioMedicine Online, 2007, 15(4): 389-395.

6. Gordts S, Watrelot A, Campo R, et al. Risk and outcome of bowel injury during transvaginal pelvic endoscopy. Fertility and Sterility, 2001, 76(6): 1238-1241.

7. Gordts S, Campo R, Puttemans P, et al. Transvaginal access: a safe technique for tubo-ovarian exploration in infertility? Review of the literature. Gynecol Surg, 2008, 5: 187-191.

8. Caihong Ma, Yang Wang, T.C. Li, et al. Trans-abdominal ultrasound guided transvaginal

hydrolaparoscopy is associated with reduced complication rate. European Journal of Obstetrics & Gynecology and Reproductive Biology, 2012, 160(2): 166-169.

9.　Hervé Fernandez, Jean-Dominique Alby, Amélie Gervaise, et al. Operative transvaginal hydrolaparoscopy for treatment of polycystic ovary syndrome: a new minimally invasive surgery. Fertility and Sterility, 2001, 75(3): 607-611.

10.　胡小良，徐宏里 . 经阴道注水腹腔镜联合宫腔镜检查不孕症的临床观察 . 中华妇产科杂志 . 2004, 39:508-510.

11.　马彩虹，乔杰，王海燕，陈新娜，范燕红 . 经阴道腹腔镜卵巢打孔术治疗多囊卵巢综合征 . 中国微创外科杂志，2009, 9(03): 193-195.

12.　Gordts S, Puttemans P, Valkenburg M, et al. Transvaginal hydrolaparoscopy in the treatment of polycystic ovary syndrome. Fertil Steril, 2009, 91, 2520-2526.

13.　Franz M, Ott J, Watrelot A, et al. Prospective evaluation of the learning curve of fertiloscopy with and without ovarian drilling. Reprod Biomed Online, 2015, 30(4):408-414.

14.　Darai E，Rouzier R, Ballester M. Transvaginal hydmlaparoscopy:pracrices in French teaching hospitals. J Minim Invasive Gynecol, 2008, 15(3):273-276.

15.　Yi-Xin Zhang, Xiao-Qun Liu.Clinical analysis of transvaginal hydrolaparoscopy in infertile patients. European Journal of Obstetrics & Gynecology and Reproductive Biology，2014, 182; 208-210.

第二章
经阴道腹腔镜技术的基础解剖

经阴道腹腔镜属经自然腔道腹腔镜手术，熟悉手术入路的解剖结构是成功实施手术的基础。女性生殖系统分为女性内生殖器官与外生殖器官。内生殖器官位于盆腔内，包括阴道、子宫、输卵管、卵巢。外生殖器官又称外阴，包括阴道前庭、阴蒂等。经阴道腹腔镜通过阴道后穹窿穿刺进入子宫直肠陷凹来观察后盆腔脏器病变。我们由外向内介绍手术入路的相关解剖结构。

一、阴道后穹窿

阴道上端围绕子宫颈、阴道壁与子宫阴道部之间形成的间隙，称之为阴道穹窿。按其部位不同分为前、后及左、右侧穹窿四部，由于后壁在子宫与子宫颈的附着较前壁稍高，使后穹窿较深；阴道后穹窿与直肠子宫陷凹间仅隔以阴道后壁黏膜和盆底腹膜，是经阴道腹腔镜穿刺进入盆腔的最安全入路（图 2-1）。

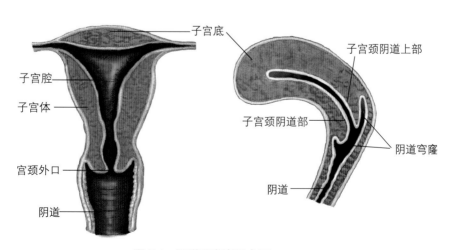

图 2-1 阴道后穹窿示意图

二、阴道直肠间隙

阴道直肠间隙的前界是阴道后壁，后界是直肠前壁，基底和侧面是会阴体，上界是子宫直肠后陷凹腹膜，此间隙向上直接与腹膜后隙相通（图 2-2）。经阴道后穹窿穿刺时最常发生的肠管损伤即是通过阴道直肠间隙进入肠腔（手术并发症的处理详见第 8 章）。

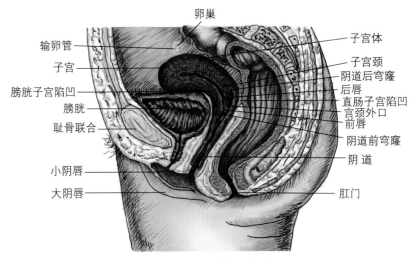

图 2-2   阴道直肠间隙

三、子宫直肠陷凹

子宫直肠陷凹是腹膜在直肠与子宫后壁之间移行形成的结构，又称 Douglas 窝，凹底距肛门约 3.5cm，与阴道后穹窿仅隔阴道后壁和一层腹膜，是立位和半卧位时女性腹膜腔的最低部位，盆腹腔积液多聚集于此。经阴道腹腔镜即从 Douglas 窝穿出进入盆腔（图 2-3、图 2-4）。

四、盆腔器官

（一）直肠

直肠上接乙状结肠，下至齿线处与肛管相连，长 12～15cm，前壁下部与阴道相邻，上部隔子宫直肠陷凹与阴道上段和子宫颈相邻，经阴道腹腔镜若穿刺角度不当或直肠与子宫后壁粘连，易损伤直肠中上段的前壁及侧壁。

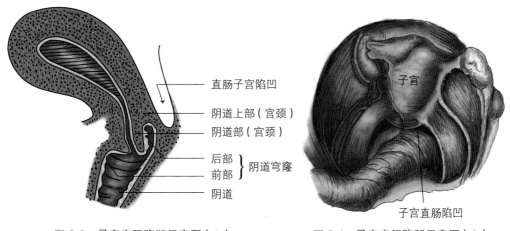

图 2-3 子宫直肠陷凹示意图（1）　　　　图 2-4 子宫直肠陷凹示意图（2）

图中标注：

直肠子宫陷凹
阴道上部（宫颈）
阴道部（宫颈）
后部
前部 ｝阴道穹窿
阴道

子宫
子宫直肠陷凹

（二）子宫及子宫韧带

经阴道腹腔镜从子宫直肠陷凹进入盆腔后，能观察到子宫的后壁。正常子宫呈前倾前屈位，子宫直肠陷凹相对空虚，有足够的穿刺空间，若子宫后倾后屈，则子宫后壁与直肠贴近，子宫体占据子宫直肠陷凹，经阴道腹腔镜穿刺时，易损伤子宫后壁。子宫后壁肌层由平滑肌束及弹性纤维组成，其中密布血管，损伤后壁可导致出血、止血困难等情况发生。

子宫阔韧带由子宫前、后面的腹膜向两侧伸展而成，内 2/3 包裹输卵管，外 1/3 由输卵管伞下方延伸到盆腔侧壁，形成骨盆漏斗韧带。子宫阔韧带中有丰富的血管、神经、淋巴管及大量的疏松结缔组织，称为子宫旁组织。子宫动、静脉和输尿管均从子宫阔韧带基底部穿过（图 2-5）。经阴道腹腔镜误穿刺入阔韧带会形成阔韧带血肿。

子宫骶韧带是自宫颈侧后方发出至骶骨与直肠的一结缔组织带。盆腔子宫内膜异位症患者常可于骶韧带表面及阔韧带后叶表面见紫蓝色结节及火焰状病灶。

（三）输卵管

输卵管分为间质部、峡部、壶腹部及漏斗部。漏斗部长约 1.5cm，不与腹膜相连，而是游离于腹腔。漏斗周缘有许多指状突起，有"拾卵"作用，称为输卵管伞（图 2-6）。经阴道水腹腔镜可直接观测到漂浮在生理盐水中的伞端黏膜形态及管腔的通畅程度。

（四）卵巢

卵巢位于骨盆侧壁、髂总动脉的分叉处，以卵巢系膜连接于阔韧带后叶的部位称为

视频 2-1
经阴道水腹
腔镜检查术
中盆腔脏器
解剖

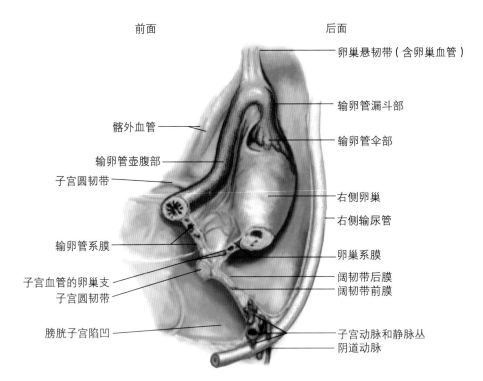

前面　　　　　　　　　后面

卵巢悬韧带（含卵巢血管）

输卵管漏斗部

输卵管伞部

髂外血管

输卵管壶腹部

子宫圆韧带

右侧卵巢

右侧输尿管

输卵管系膜

卵巢系膜

子宫血管的卵巢支

阔韧带后膜

子宫圆韧带

阔韧带前膜

膀胱子宫陷凹

子宫动脉和静脉丛

阴道动脉

图 2-5　子宫阔韧带及其解剖结构

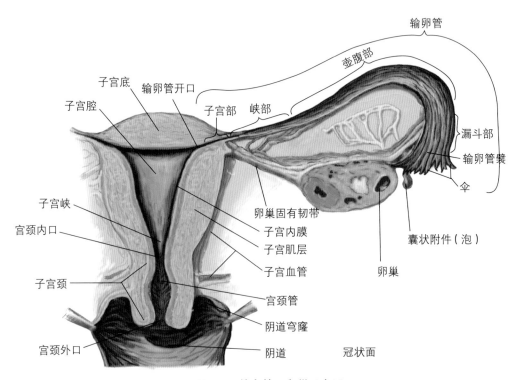

输卵管

壶腹部

子宫底

输卵管开口

子宫腔

子宫部

峡部

漏斗部

输卵管襞

伞

子宫峡

卵巢固有韧带

宫颈内口

子宫内膜

子宫肌层

囊状附件（泡）

子宫颈

子宫血管

卵巢

宫颈管

阴道穹窿

宫颈外口

阴道

冠状面

图 2-6　输卵管及卵巢示意图

卵巢门，卵巢血管与神经由此出入。卵巢内侧以卵巢固有韧带与子宫相连，外侧以卵巢悬韧带（骨盆漏斗韧带）与盆壁相连。卵巢表面无腹膜覆盖，表层为生发上皮，其下为卵巢白膜（图 2-6）。

　　经阴道腹腔镜虽然只能观察到后盆腔的脏器，但已经可以检查女性内生殖系统各脏器的结构和功能，并进行简单的手术操作，例如应用微剪刀分解轻度的粘连、多囊卵巢打孔术、卵巢巧克力囊肿穿刺电凝术等。熟悉后盆腔局部解剖关系才能降低或避免手术损伤，更安全有效地完成手术。

（张馨雨　马彩虹）

参考文献

[1]　马彩虹，乔杰.生殖医学微创手术学.北京：北京大学医学出版社,2012.
[2]　Frank H. Netter.奈特人体解剖学彩色图谱.6 版.北京：人民卫生出版社,2015.

第三章

经阴道腹腔镜手术适应证与禁忌证

经阴道腹腔镜技术是指采用穿刺套管经阴道穹窿穿刺进入盆腔，注入生理性液体（生理盐水、林格液）或气体作为盆腔膨胀介质，借助微型内镜与器械，进行诊断与治疗的微创内镜技术。

经阴道腹腔镜包括以液体为介质的经阴道水腹腔镜和注入 CO_2 的经阴道气腹腔镜。经阴道后穹窿或前穹窿入路进入腹腔，穿过组织较少，进入相对容易，无丰富的血管和神经，且阴道组织具备一定的弹性，适合适当扩张，利于放置器械。

但是，经阴道入路视野及操作空间小，暴露不够理想，盆腔粘连时易损伤盆腔脏器，手术更加困难。因视野角度不同，与我们熟悉的腹腔脏器解剖位置相反，可能影响手术进程。因此，经阴道腹腔镜手术应合理选择患者，掌握手术的适应证和禁忌证。

一、经阴道水腹腔镜

（一）适应证

1. 不明原因的原发或继发不孕症
2. 慢性盆腔痛的检查
3. 不明原因反复着床失败
4. 多囊卵巢综合征行卵巢打孔术
5. 轻度子宫内膜异位症

（二）禁忌证

1. 绝对禁忌证

①子宫后倾固定、子宫直肠陷凹封闭

②可疑盆腔中重度粘连

③盆腔急性感染、急性宫颈炎和阴道炎症

④可疑盆腔恶性肿瘤

④合并其他内外科疾病，不适宜手术者

2. 相对禁忌证

①阴道上段狭窄

②肥胖（体质量指数 BMI>30 kg/m^2）

③盆腔手术史

二、经阴道气腹腔镜

（一）适应证

1. 未破裂及少量出血的异位妊娠

2. 不孕症检查

3. 输卵管异常，包括输卵管积水、梗阻

4. 卵巢良性肿瘤

（二）禁忌证

同经阴道水腹腔镜

（马彩虹　乔　杰）

第四章
经阴道腹腔镜基本器械

经阴道腹腔镜手术的基本器械随着近 10 余年的不断发展，更为精细化和专业化，主要包括以下几个部分：视频图像监视系统、冷光源系统、水循环系统（图 4-1）、气腹系统、手术器械及 B 超监视系统。

一、经阴道水腹腔镜基本器械

（一）视频图像监视系统

经阴道腹腔镜视频图像监视系统将患者体内的物像通过光学转化成像于体外，清晰的视频成像可降低手术难度并提高手术安全性。

1. 经阴道水腹腔镜目镜为 30° 内镜（图 4-2），其外径仅有 2.9mm，远小于标准腹腔镜 11mm 外径。其长度为 30mm，可进行高温高压消毒，并自带光纤接入口。

2. 摄像头的作用是将目镜产生的体内物像从光学信号转化为电信号，并将其传送至图像处理单元。经阴道腹腔镜摄像头与标准腹腔镜所需摄像头相同。

3. 摄像仪将摄像头传送的图像信号进行处理后形成视频图像信号，必要时可调节图像的放大倍数、焦点、滤镜等。

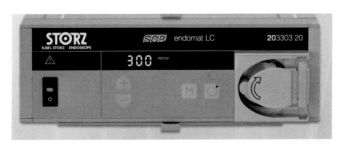

图 4-1　水循环系统吸引泵

4.彩色监视系统，与标准腹腔镜相同，医用内镜要求监视器的扫描线数在 600 以上的高清晰度。

（二）冷光源

冷光源为经阴道腹腔镜视频图像系统提供良好的腔内照明，要求具备输出亮度高、持续稳定、输出光谱均匀、红外成分少、光源寿命长等性能。经阴道水腹腔镜由于在水介质中完成手术，对冷光源的穿透性和亮度要求相较于标准腹腔镜更高。

（三）水循环系统

Douglas 窝是一个潜在的腔隙，需注入液体使其膨隆，以观察漂浮状态下的子宫、卵巢、输卵管结构。等渗的电解质溶液是最常用的膨胀介质。常用的为预热的生理盐水及乳酸林格液。为保证手术视野清晰，必要时冲洗创面以寻找出血点，需持续循环进行液体交换，可采用体外膨宫液体循环装置（见图 4-1）。

（四）手术器械

1.穿刺器

穿刺器由穿刺针、扩张鞘、穿刺器鞘、检查鞘、替换杆、手术鞘组成（图 4-3 ~ 图 4-9 ）。

1）穿刺针及穿刺器鞘：阴道后穹窿穿刺需穿过阴道黏膜、后方结缔组织及腹膜层

视频 4-1
经阴道水腹
腔镜组装

图 4-2　经阴道水腹腔镜30°内镜，直径 2.9mm，长度 30cm，可高温高压消毒，带光纤接口

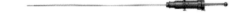

图 4-3　穿刺针，带自动弹簧机制，直径 1.5mm，长度 30cm

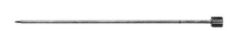

图 4-4　扩张鞘，直径 3.8mm，长度 30cm

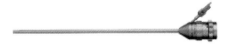

图 4-5　穿刺器鞘，带一个控制阀门，直径 4.4mm，长度 20cm

图 4-6　检查鞘，带控制阀门，直径 3.7mm，长度 29cm

图 4-7　替换杆，直径 2.9mm，长度 36cm

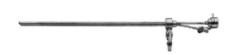

图 4-8 操作鞘，直径 6.6mm，长度 29cm，带通道，用于半硬性 5Fr 手术器械，带 1 个控制阀门和 1 个 LUER-lock 接口

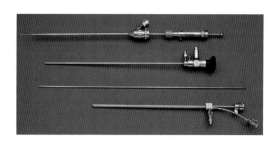

图 4-9 器械组装示意图

进入盆腔，组织较为疏松。带有自动弹射机制的经阴道腹腔镜穿刺针，直径 1.5mm，长度 30mm，可迅速穿透腹膜，减少周围脏器损伤风险。

2）扩张鞘：穿刺针刺入后，置入扩张鞘，扩大针道，扩张鞘直径 3.8mm，长度 30cm。

3）操作鞘：退出扩张鞘后，将检查鞘沿替换杆置入子宫直肠陷凹，检查鞘直径 3.7mm，长度 29cm，带有控制阀门。放置检查鞘后可置入 30° 内镜，连接光纤，观察盆腔情况。

4）操作鞘：直径 6.6mm，长度 29cm，带通道，用于半硬性 5Fr 手术器械，带 1 个控制阀门和 1 个 LUER-lock 接口。

2. 选配器械（图 4-10 ~ 图 4-20）

1）活检钳：用于获取组织做病理诊断用，为半硬性 5Fr 器械，长度 40cm，爪的大小和形状决定了活检组织的大小。爪较长、切缘锐利、活检效果好，也较安全。

2）剪刀：剪刀主要用于组织、血管等剪切、割断、剥离等，常用为钝头半硬性 5Fr 剪刀，长度 40cm，可用于分离盆腔粘连。

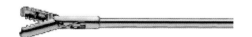

图 4-10 活检抓钳，半硬性，5Fr，长度 40cm

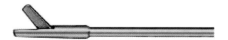

图 4-11 剪刀，钝头，半硬性，5Fr，长度 40cm

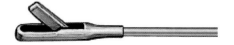

图 4-12 咬切钳，半硬性，用于贯穿切割，5Fr，长度 40cm

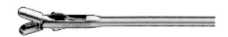

图 4-13 活检匙钳，半硬性，5Fr，长度 40cm

3）咬切钳：主要用于贯穿切割，其可有效保护周围组织，减少副损伤。

4）肌瘤固定器械：可用于固定肌瘤组织，防止遮挡视野。

5）双极分离器械：包括双极分离电针和双极球电极，可进行盆腔粘连松解、电凝、止血等操作。直角钩型双极电针可方便术者进行分离操作。双极电针可行经阴道腹腔镜下卵巢打孔。

6）激光装置：包括激光主机及激光刀头等，可进行卵巢打孔等手术操作。

（五）超声监视系统

1. 经腹超声实时监测

术前嘱患者憋尿或手术开始前膀胱内充盈约 300ml 灭菌生理盐水，建立良好的前透声窗。通过宫腔内放置的尿管，注入生理盐水或乳酸林格液 200ml。腹部超声监视子宫直肠陷凹的积液区、阴道后穹窿与子宫直肠陷凹间的组织厚度，监视穿刺针穿刺的部位

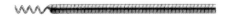

图 4-14　肌瘤固定器械，半硬性，5Fr 长度 40cm

图 4-15　双极分离电针，5Fr，长度 36cm

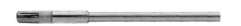

图 4-16　双极球电极，半硬性，5Fr，长度 36cm

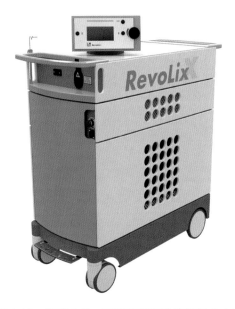

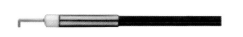

图 4-17　双极分离电极，5Fr，针型电极 90°弯曲

图 4-18　激光主机，可用于经阴道腹腔镜术中激光卵巢打孔

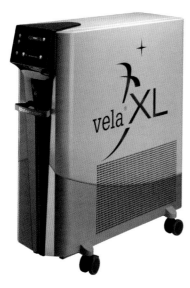

图 4-19　VELA 铥激光主机

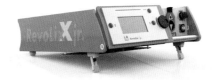

图 4-20　LISA30W 激光便携机器

及过程，避开易损伤的子宫后壁及直肠（图 4-21、图 4-22）。

2. 经阴道超声引导下穿刺

经阴道超声引导下穿刺有不受腹壁厚度、膀胱充盈程度、肠气干扰的影响等优点，可应用于经阴道水腹腔镜手术的穿刺置镜引导。但同经阴道途径，存在手术器械相互干

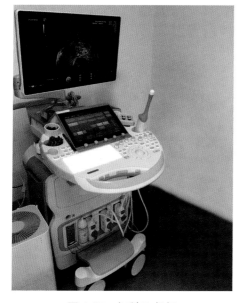

图 4-21　妇科 B 超机

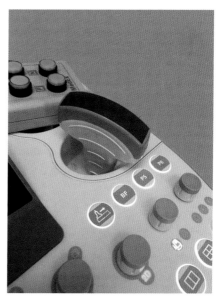

图 4-22　经腹超声探头

扰的可能（图4-23）。

3. G20宫腔彩色超声监视系统

G20宫腔彩色超声监视系统将超声探头与窥器结合，经阴道腹腔镜穿刺及手术全程均在B超监视下进行，同时可以充分暴露阴道后穹窿，不干扰手术操作，提高手术的安全性（图4-24）。

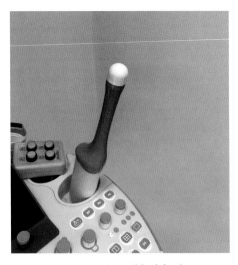

图4-23　经阴道超声探头

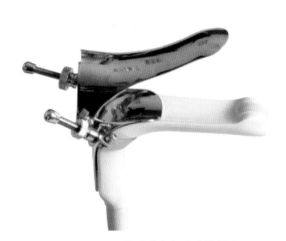

图4-24　G20宫腔彩色超声监视探头

二、经阴道气腹腔镜基本器械

（一）光学系统

1. 硬镜是目前经阴道单孔气腹腔镜手术最常用的。用30°～45°的角度镜，长度37cm，硬质，镜子的光源最好在尾端，如果光源接口与镜体是垂直的，需加用adapter（直角接口转换器）使光源线与镜体平行（图4-25）。

2. 软镜：镜头前端可进行360°调节（图4-26）。

3. 冷光源及导光源：为腹腔镜诊断和手术提供照明。

4. 摄像机：由硅片或称像素组成的耦合充电晶片(CCD)，在光线刺激后发生电子信号输送到照相机、监视器将腹腔内的图像清晰地呈现在屏幕上。

5. 监视器：按摄像系统的分辨率，选择不同的监视器，其分辨率至少应达到或大于摄像系统的分辨率。

（二）气腹系统

由气腹机、工作站和气体输出连接管道组成。腹腔内压力恒定在12～15mmHg的设

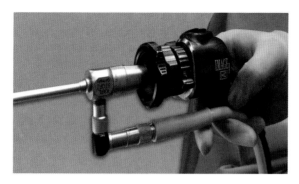

图 4-25 经阴道气腹腔镜摄像头

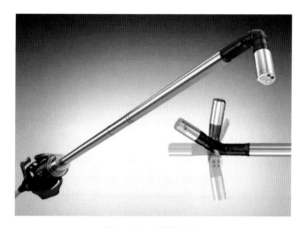

图 4-26 软镜镜头

定数值。

（三）冲洗吸引系统

将冲洗液与压力泵相连，通过压力将液体压入腹腔。

（四）Port 的选择

1. 美国使用的入路 Port（图 4-27）。
2. 中国改良 Port（图 4-28）。

（五）手术器械

1. 长器械：单极电钩、双极电钩、超声刀、剪刀、持针器。
2. 短器械：抓钳、吸引器、分离钳、举宫器，包括直器械或可打弯器械。
3. 针线：使用倒刺线更利于手术操作。

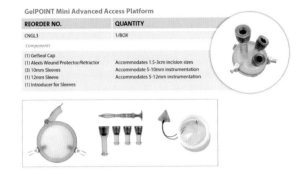

图 4-27　经阴道气腹腔镜入路 Port

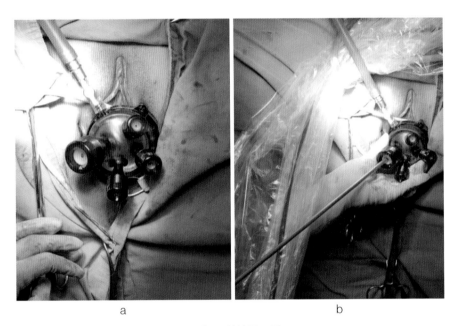

图 4-28　经阴道放置入路 Port

（杨　艳　刘　娟）

第五章
妇科超声的辅助应用

　　超声是评估女性生殖系统最常用的影像学检查手段，常用的超声检查手段包括经阴道超声、经腹超声、3D 超声等。超声检查可评估女性生殖系统解剖及形态学异常，并发现多种疾病，如子宫肌瘤、子宫内膜息肉、卵巢囊肿、多囊卵巢、宫腔粘连等病变。同时，超声在经阴道腹腔镜和宫腔镜的手术中发挥重要的协助作用，可降低手术风险并减少手术并发症。

一、女性盆腔超声检查

（一）经阴道超声

　　经阴道超声是有性生活史的女性最常用的妇科检查方法。阴道超声使用的探头一般为细长圆形，长度 25～35cm，由于阴道探头小，可于阴道内做环形旋转扫查，接近盆腔器官，良好显示器官内部细微结构，不受腹壁厚度、膀胱充盈程度、肠气干扰的影响。但对于较大的子宫肌瘤或卵巢肿物，经阴道超声难以显示全貌，必要时需辅助腹部超声检查。

　　经阴道超声检查前，可用安全套或消毒橡胶手套包裹探头，将探头置于阴道内，探头上下摆动可展示子宫纵切面、膀胱及子宫直肠陷凹；然后探头旋转 90°显示子宫的横切面，探头朝向附件区分别扫查两侧卵巢。在扫查时检查者可用手稍压下腹部，暴露双侧卵巢。

　　经阴道超声评估子宫及双侧输卵管、卵巢的敏感性高，可用于发现生殖器官的良恶性病变、生殖器畸形，辅助评估卵巢的储备功能等。阴道超声下正常生殖器声像如图 5-1～图 5-4。

　　不孕患者常见的宫腔病变包括：①子宫内膜息肉：超声可见宫腔内均匀一致的强回声团块（图 5-5），呈圆形或卵圆形，或表现为子宫内膜回声不均。②宫腔粘连：其超声典型表现为子宫内膜回声中断（图 5-6）。③子宫肌瘤：子宫肌层、突向浆膜面或宫腔内中低回声肿物（图 5-7、图 5-8）。

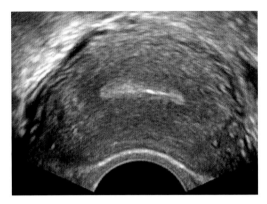

图 5-1　子宫横切声像图

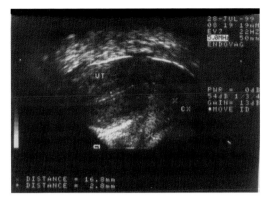

图 5-2　子宫纵切声像图

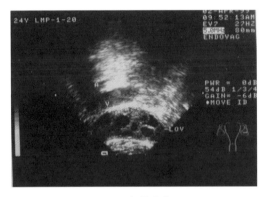

图 5-3　卵巢声像图

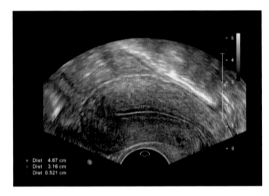

图 5-4　子宫内膜三线征

视频 5-1
超声见子宫
内膜息肉，
可见子宫内
膜蠕动

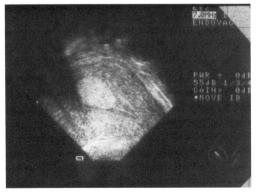

图 5-5　子宫内膜息肉

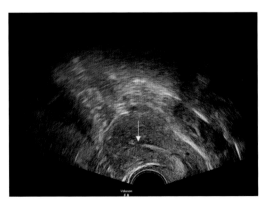

图 5-6　宫腔粘连：箭头所指为内膜回声中断处

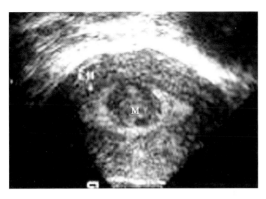

图 5-7 子宫黏膜下肌瘤

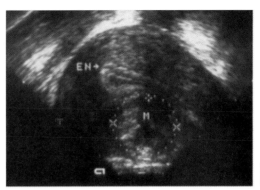

图 5-8 子宫肌壁间肌瘤

视频 5-2
弥漫性子宫
肌瘤病

不孕患者常见的输卵管及卵巢病变包括：①输卵管积水：卵巢旁边界清、囊壁薄、光滑、张力差的无回声肿物，常呈曲颈瓶状或腊肠状（图 5-9）。②卵巢巧克力囊肿：囊肿多为椭圆形，边界清、壁薄、内壁光，内为无回声伴少许稀疏散在的细小点状回声（图 5-10）。③卵巢多囊样改变：卵巢增大，间质部回声增强，卵巢内可探及 12 个或 12 个以上小卵泡，大小相似，可在卵巢包膜下呈环珠状排列或散在整个卵巢皮层呈蜂窝状（图 5-11）。

同时，经阴道超声在经阴道腹腔镜术前评估中发挥重要作用。对子宫位置、肠管与子宫的相对关系及子宫直肠陷凹游离积液状态的正确评估减少了后穹窿穿刺的风险（图 5-12）。

视频 5-3
超声输卵管
通液

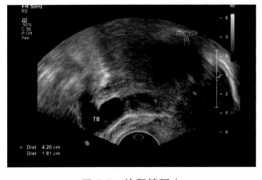

图 5-9 输卵管积水

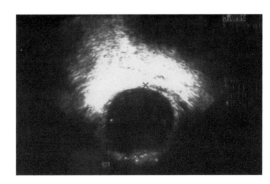

图 5-10 卵巢巧克力囊肿

视频 5-4
超声见双侧
输卵管积水

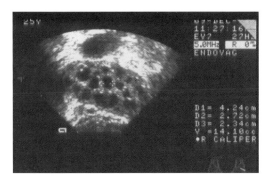

图 5-11 卵巢多囊样改变

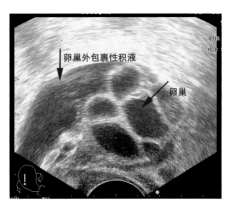

图 5-12 超声见盆腔包裹性积液

（二）经腹超声

经腹超声评估女性生殖系统，主要用于无性生活女性及经阴道手术术中监测，经腹超声检查需借助膀胱充盈形成良好的声窗，但易受到腹壁厚度及肠气干扰（图 5-13、图 5-14）。

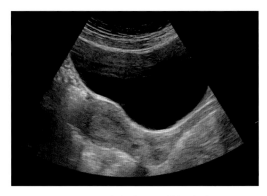

图 5-13 经腹超声子宫横切声像图

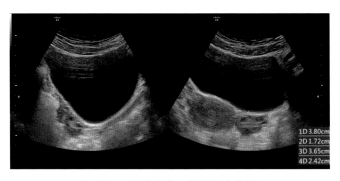

图 5-14 经腹超声双侧卵巢声像图

（三）3D 超声

术前 3D 超声可通过三维成像的原理，直观显示子宫及部分盆腔结构。3D 超声造影评估宫腔粘连、宫腔内占位及子宫畸形准确性高，并可评估输卵管通畅程度（图 5-15～图 5-20）。

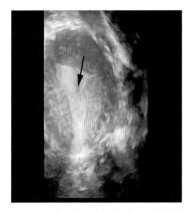

图 5-15　3D 超声见宫腔粘连（箭头所指为宫腔粘连带）

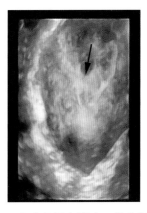

图 5-16　3D 超声见子宫肌瘤，箭头所指为子宫肌瘤

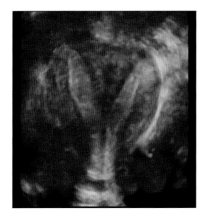

图 5-17　3D 超声见完全纵隔子宫

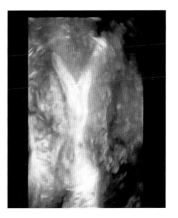

图 5-18　3D 超声见部分纵隔子宫

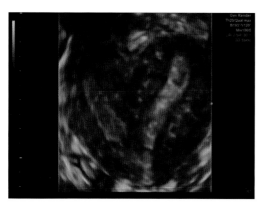

图 5-19　3D 超声见双角子宫

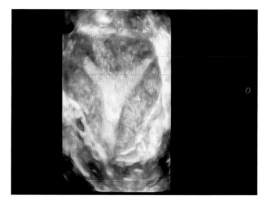

图 5-20　3D 超声见弓形子宫

二、术中监测

经阴道腹腔镜在 B 超引导下穿刺可减少穿刺过程中肠管和子宫后壁损伤风险，提高穿刺成功率，监测方式包括经腹超声、经阴道超声及阴道窥器超声探头引导三种方式。

（一）经腹超声引导下穿刺

术前嘱患者憋尿或手术开始前膀胱内充盈约 300ml 灭菌生理盐水，建立良好的前透声窗。术中宫腔镜检查宫腔形态，若双侧宫角及输卵管开口清晰可见则置通液管，行超声监测下输卵管通液术。超声下见输卵管通畅，子宫直肠后陷凹液体聚集，成功建立良好的后透声窗。若双侧输卵管均梗阻不通，需进一步行腹腔镜复通术或 IVF-ET 助孕。

成功建立前、后透声窗后，可以清晰地观测到穿刺针穿刺的部位及过程，避开易损伤的子宫后壁及直肠前壁。经腹超声引导下穿刺步骤详见第六章。

宫腔镜手术过程中，由于病灶深在或子宫肌层薄弱，手术中子宫穿孔风险增加。术中同时行腹部超声监测，即可在宫腔镜直视及 B 超监视下完成手术，提高手术安全性，减少手术并发症发生。

（二）经阴道超声针导穿刺

经阴道超声引导下穿刺现已应用于生殖医学领域的检查及治疗中，例如经阴道水腹腔镜手术中的穿刺置镜引导，尤其适用于部分较为肥胖、腹壁厚、经腹部扫描图像不清晰的患者。

具体操作方法：首先，用无菌生理盐水擦洗探头后套无菌手套及塑料长护套，安装针导；其次，穿刺针（用 16G 穿刺针或穿刺套管针）在超声引导下避开子宫后壁及直肠穿刺入子宫直肠陷凹，固定穿刺针，退出超声探头及针导；再次，用导棒替换穿刺针完成后续置镜步骤。

经阴道超声针导穿刺使穿刺点更靠近宫颈，视野更佳；同时，术中能直观监视穿刺、置镜过程，既安全又定位准确，近年来我中心采取此方法无一例患者发生穿刺损伤。其缺点在于穿刺点不确定，需要特制的穿刺针，手术器械尚有待改进。

（三）阴道窥器超声探头引导下穿刺

阴道窥器超声探头是将超声探头与窥器结合，经阴道腹腔镜穿刺及手术全程均在 B 超监视下进行，同时可以充分暴露阴道后穹窿，不干扰手术操作，提高手术的安全性（图 5-21 ～ 图 5-23 ）。

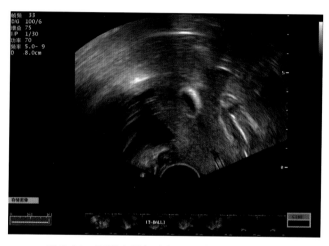

图 5-21　阴道窥器超声探头观察子宫直肠陷凹

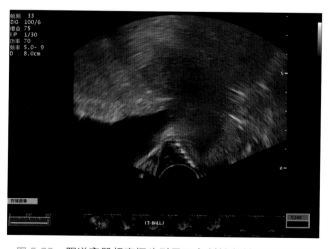

图 5-22　阴道窥器超声探头引导下穿刺针穿刺阴道后穹窿

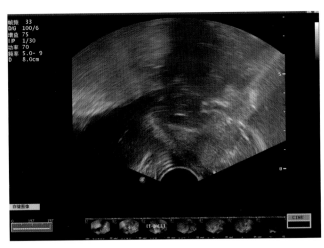

图 5-23　阴道窥器超声探头引导下经阴道腹腔镜进入子宫直肠陷凹

三、术后评估

手术完成后盆腔会有一定的积液，由于灌注的是生理盐水，超声下表现为清亮无回声。若手术操作后创面出血，盆腔积液将会发生变化，出现不规则暗区及细密点状光点。若持续活动渗血，积液量会增加，可由此判断是否出现子宫穿孔或活动性出血。

（宋雪凌　王丽颖）

第六章
经阴道水腹腔镜

第一节 基本操作步骤

一、术前准备

病史：术前详细询问病史，特别注意是否有盆腔感染手术史。

查体：全身体格检查和妇科检查。

辅助检查：术前常规检查，排除严重内科疾患不适合手术者；排除传染性疾病和急性炎症等。

手术时机：于月经干净 3 天后，禁性生活 7 天并排除妊娠者。

术前准备：选择局部麻醉者，适当充盈膀胱，酌情镇静；选择全身麻醉者，术前禁食水 6 小时。

二、手术过程

1. 体位和准备：膀胱截石位，麻醉。先行宫腔镜检查，后将双腔的 Foly's 管经宫颈插入宫腔，向球囊注入 1 ～ 2ml 液体，备通液检查用（图 6-1-1 ）。

2. 阴道后穹窿穿刺：宫颈钳钳夹宫颈后唇，充分暴露阴道后穹窿，选择宫颈后唇下方 10 ～ 15mm 处后穹窿正中穿刺（图 6-1-2 ～ 图 6-1-4 ）。穿刺部位 2% 利多卡因注射液局部浸润麻醉，设定穿刺针长度 10 ～ 15mm，弹射穿刺针，稍用力向前旋入外鞘，有落空感或腹部超声监视下见穿刺针和穿刺针鞘已进入盆腔（图 6-1-5 ），穿刺成功后缓慢退出经阴道弹簧穿刺针，固定好穿刺针鞘置镜检查，确认内镜在盆腔内，开始持续注入预热生理盐水约 200ml。

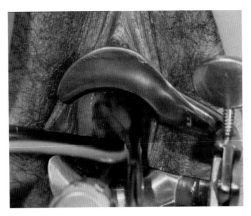

图 6-1-1　宫腔内留置 Foly's 管

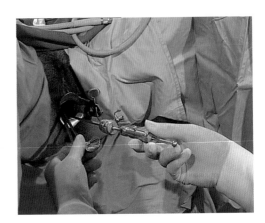

图 6-1-2　穿刺前准备

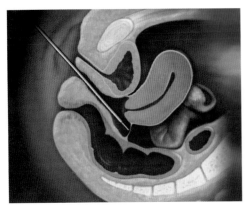

图 6-1-3　穿刺位置示意图

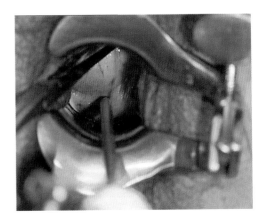

图 6-1-4　穿刺点

3.经阴道水腹腔镜检查术：置入微型腹腔镜，首先定位子宫后壁，沿子宫后壁、子宫角顺序检查左右两侧卵巢固有韧带、卵巢、输卵管、侧盆壁及子宫骶韧带。探查结束后行亚甲蓝通液检查，连接注射器于宫腔内的 Foly's 管，缓慢推注 20ml 亚甲蓝液，分别观察双侧输卵管伞端，若输卵管通畅可见亚甲蓝自伞端流出（图 6-1-6 ~ 图 6-1-10）。

4.如需手术治疗，置换成带通道的操作鞘，通道内可放入 5Fr 剪刀、双极电针和微型钳。

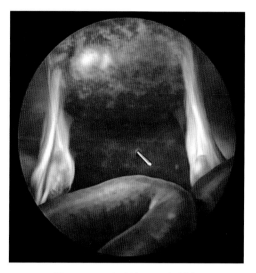

图 6-1-5 腹腔镜下见穿刺点

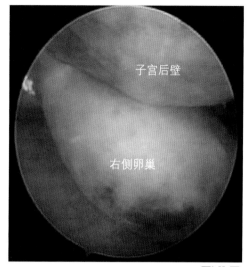

图 6-1-6 THL 下的子宫和卵巢

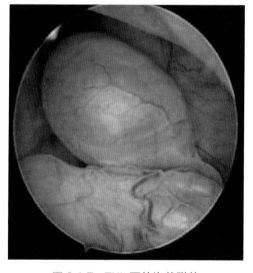

图 6-1-7 THL 下的泡状附件

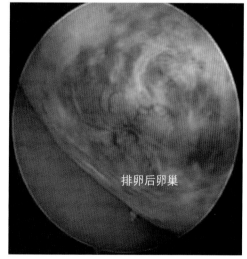

图 6-1-8 卵巢排卵后痕迹

5.必要时可同时行输卵管镜检查,观察输卵管远端部分,明确输卵管伞端及壶腹部黏膜情况。

6.手术结束后液体通过套管鞘排出,无须缝合穿刺点。

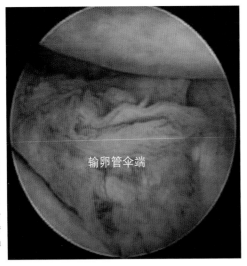

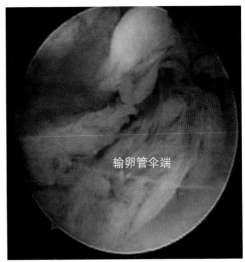

视 频 6-1-1
THL 前 行 宫
腔 镜 输 卵 管
插 管 以 备 通
液

图 6-1-9　输卵管伞端

图 6-1-10　输卵管伞端亚甲蓝流出

三、腹部超声引导下水腹腔镜穿刺

　　不孕症患者盆腔环境复杂，传统方法经后穹窿穿刺进入子宫直肠陷凹为经验性穿刺，凭借操作者的手感，具有一定的盲目性，盲穿时术者有一定的心理压力，穿刺方向偏差可导致穿刺针进入后腹膜，或从宫骶韧带出针，增加并发症的发生率，同时穿刺部位不理想也影响全面检查和手术操作效果。术前超声评估盆腔环境、子宫位置和子宫直肠陷凹有无肠管粘连，术中超声实时监测手术过程，可明显降低损伤的发生率。我们改良了穿刺时经腹部超声监测和引导的方式，效果良好，初学者手术安全性大大提高。具体操作如下：

　　1. 充盈膀胱（尿或生理盐水）至腹部超声可显示部分宫体。超声纵向扫描，在同一视窗内显示充盈的膀胱、子宫（包括宫颈、部分宫体和内膜线）和子宫直肠陷凹游离液体（图 6-1-11 ）。

　　2. 宫颈钳提举子宫，直肠前的腹膜线显示清晰，观察子宫后方有无其他组织粘连，若为后位子宫，可用举宫器将子宫举成前位或平位，暴露子宫直肠陷凹（如图 6-1-12 ）。

　　3. 穿刺鞘的尖端试探穿刺点。超声下见穿刺部位很薄，只有一层阴道黏膜（图 6-1-13 ）。

　　4. 弹射穿刺针，见针进入子宫直肠陷凹（图 6-1-14 ），稍用力向前旋入外鞘，回退穿刺针，同时继续旋转外鞘进入盆腔。因外鞘中空，超声下见两条强回声（图 6-1-15 ）。以下操作同前述。

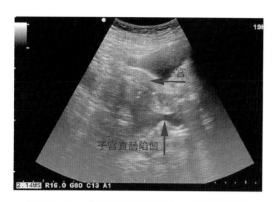

图 6-1-11 腹部超声观察子宫、后陷凹情况

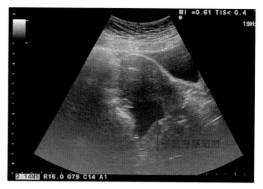

图 6-1-12 后位子宫时用举宫器将子宫举成前位

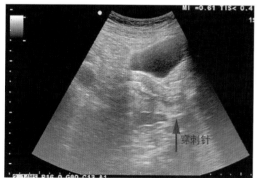

图 6-1-13 穿刺针在阴道后穹窿

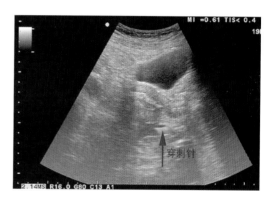

图 6-1-14 穿刺针进入 Douglas 窝

视频 6-1-2
B 超引导下
THL 穿刺

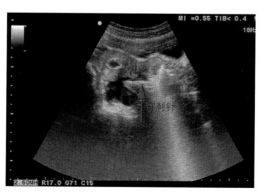

图 6-1-15 外鞘进入盆腔

四、手术技巧提示

1. 对活动的后位子宫，使用举宫器将子宫调整为前位或平位再行穿刺。

2. 如腹部超声发现子宫直肠陷窝封闭无缝隙，则放弃 THL 手术，以免造成脏器损伤。

3. Veress 穿刺针弹射的长度固定为 1cm，避免过长损伤子宫后壁或肠管。

4. 为避免初学者盲目将穿刺针鞘推进过深，在穿刺针鞘固定一橡胶圈，限制穿刺针鞘进入盆腔的深度。如穿刺针鞘随 Veress 穿刺针退出时脱出或因固定不稳而脱落，需要再次穿刺。

5. 退出 Veress 穿刺针后，置入微型腹腔镜确认已进入盆腔后方可退镜。

6. 为获得清晰的视野和图像，穿刺成功后，接通进液管，快速滴入 37℃生理盐水 200 ~ 300ml，对于身高体胖的患者，进液量可到 500 ~ 800ml。

五、术后指导和护理

THL 联合宫腔镜检查术后观察 2 小时即可离院，抗生素治疗 3 ~ 5 天，术后 7 天复查。

手术护理包括术前、术后心理干预和护理，THL 是近年来新开展的手术，患者和家属对手术方式和术后效果不了解，容易产生紧张、忧虑和恐惧情绪，因此医护人员必须加强与患者的沟通，让患者了解 THL 和宫腔镜手术的基本情况、手术过程，消除患者的紧张情绪，与医护人员能够很好地配合。

（杨　艳　马彩虹）

第二节　输卵管疾病的检查和治疗

近年来，受环境污染、生殖系统感染、食品添加剂以及工作压力等因素的影响，我国不孕不育的发病率逐年递增，其中女性不孕因素中输卵管性不孕占 30% ~ 40%。据美国生殖医学学会（ASRM）统计，25% ~ 35% 的女性不孕患者存在输卵管结构或功能的异常。输卵管是卵细胞、精子、受精卵、胚胎的必经之路和短暂的栖息场所，在人类生殖过程中发挥着重要的作用。

盆腔炎症性疾病是引起输卵管功能异常的主要原因。淋病奈瑟菌、沙眼衣原体等病原体的上行感染极易扩散至输卵管而导致输卵管炎。特别是衣原体感染，其热休克蛋白与输卵管热休克蛋白有相似性，感染后的交叉免疫反应可导致输卵管黏膜结构及功能的破坏，并引起输卵管周围组织的膜样粘连。此外，输卵管非特异性炎症、子宫内膜异位症、盆腔手术、输卵管周围病变、发育不良等均可导致输卵管解剖结构异常和功能的障碍，使其失去拾卵、运送受精卵和胚胎的功能。

目前，临床评价输卵管通畅性的检查方法包括输卵管通液术、子宫输卵管造影术（Hysterosalpingography，HSG）、子宫输卵管四维彩超造影术（Hysterosalpingo-Contrast Sonography，4D-HyCoSy）、宫腔镜下输卵管插管术、腹腔镜输卵管通液术等。HSG 是临床评估输卵管通畅性的一线检查方法，但其敏感度和特异性分别为 65% 和 83%，大约有 30% 的假阳性率。患者精神紧张、疼痛和碘液的刺激等均可导致输卵管痉挛，导致假性输卵管阻塞。4D-HyCoSy 可以判断输卵管的通畅性，发现输卵管梗阻、积水，因不接受放射线，目前临床应用渐为广泛，但 4D-HyCoSy 不能诊断输卵管周围及盆腔的病变，同样由于患者精神紧张、疼痛和碘液的刺激等可导致输卵管痉挛。宫腔镜下输卵管插管术是凭术者推注亚甲蓝液过程中感觉阻力大小、有无亚甲蓝液返流及子宫直肠陷窝液体是否增加来判断输卵管的通畅性，对输卵管梗阻部位、积水程度无法评估，对输卵管周围及盆腔病变无法判断。腹腔镜输卵管通液术被公认为评价输卵管通畅性的"金标准"，可直观了解输卵管解剖结构及病变，并在术中对输卵管及盆腔病变进行相应的处理，但因其技术要求高、费用高、须全身麻醉等原因，不适合单一作为不孕不育输卵管通畅性检查的首选方法。大量的 meta 分析显示，标准腹腔镜单纯用于不孕症检查时，有 41%～70% 患者盆腔正常或仅有无临床意义的轻微病变。

1998 年，Gordts 首次报道"经阴道水腹腔镜用于门诊不育患者的检查"。Daraï E 对 187 例经阴道水腹腔镜与标准腹腔镜诊断符合率进行了双盲分析，结果显示符合率在 78%～100%，无假阳性结果。THL 亚甲蓝通液术可明确诊断输卵管通畅、梗阻和积水。其敏感性和特异性分别为 92.3%～100%。THL 联合宫腔镜检查是评价不孕患者宫腔、盆腔及输卵管通畅性的一站式评估和治疗平台。

一、THL 用于输卵管检查的适应证

1. 原因不明不孕，超声未发现明确的盆腔病变；
2. HSG/4D-HyCoSy 提示输卵管近端阻塞、通而不畅、轻度积水；
3. HSG/4D-HyCoSy 提示输卵管通畅，自然周期或促排卵 6 周期未妊娠者；
4. 输卵管整形术、子宫内膜异位症、盆腔粘连分离术等术后进行二探。

二、检查所见

1. 明确子宫、卵巢和输卵管的各自位置和形态（图 6-2-1～图 6-2-3）；

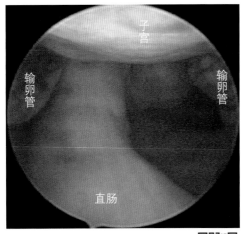

图 6-2-1　THL 所见子宫后壁、双侧输卵管、直肠

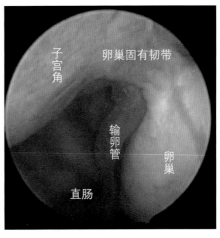

图 6-2-2　左侧子宫角、卵巢固有韧带、卵巢、输卵管

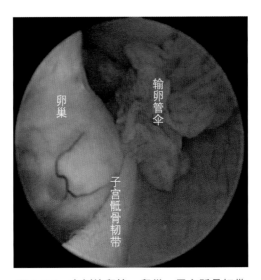

图 6-2-3　右侧输卵管、卵巢、子宫骶骨韧带

2. 检查双侧输卵管和输卵管周围病变：输卵管周围粘连、输卵管积水、输卵管梗阻及输卵管解剖发育异常等（图 6-2-4 ～ 图 6-2-45 ）。

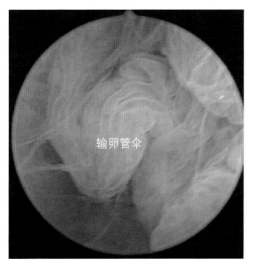

图 6-2-4　纤细的纤维样粘连包绕输卵管伞

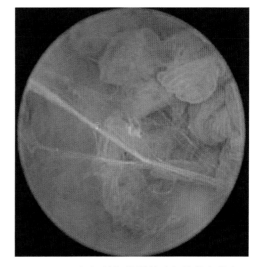

图 6-2-5　纤细的纤维样粘连包绕输卵管伞

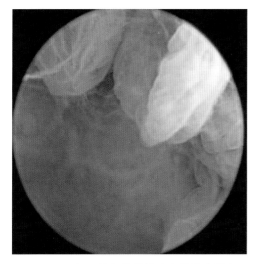

图 6-2-6　纤细的纤维样粘连包绕输卵管伞

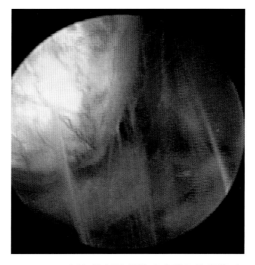

图 6-2-7　纤细的纤维样粘连黏附于输卵管壁

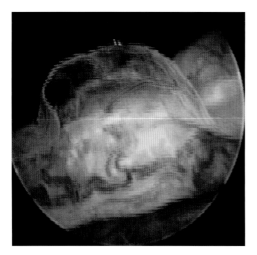

图 6-2-8　输卵管管壁膜样非连续性粘连

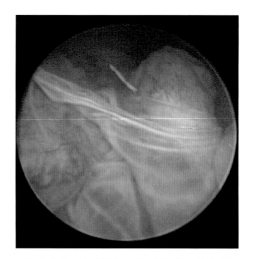

图 6-2-9　输卵管管壁薄膜样连续性粘连

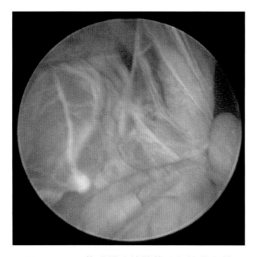

图 6-2-10　薄膜样连续性粘连包绕输卵管

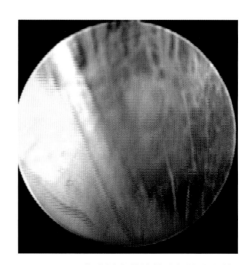

图 6-2-11　薄膜样连续性粘连包绕输卵管

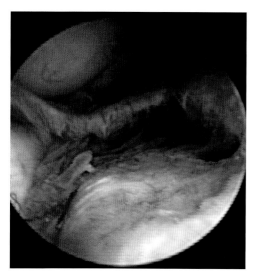

图 6-2-12　输卵管与盆壁包裹粘连

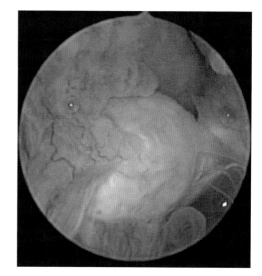

图 6-2-13　输卵管与卵巢包裹粘连

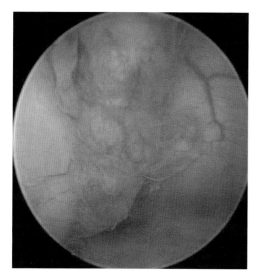

图 6-2-14　输卵管与卵巢包裹粘连

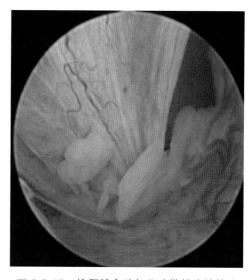

图 6-2-15　输卵管伞端与盆壁带状连续粘连

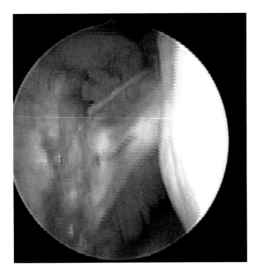

图 6-2-16 卵巢与盆壁粘连带影响输卵管伞拾卵功能

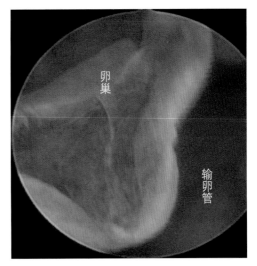

图 6-2-17 先天发育不良的输卵管与卵巢样组织

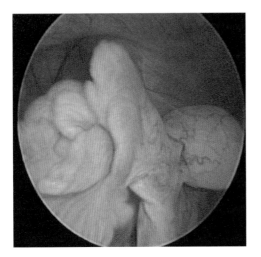

图 6-2-18 先天发育不良的输卵管

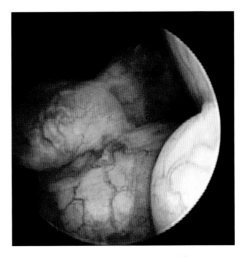

图 6-2-19 扭曲的输卵管

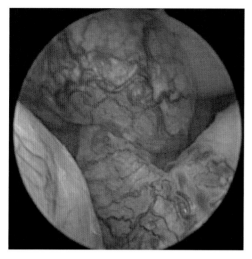

图 6-2-20　扭曲的输卵管

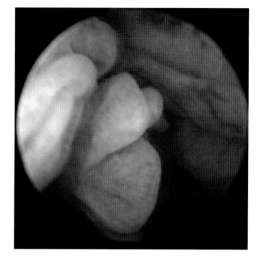

图 6-2-21　输卵管伞端黏膜炎性水肿

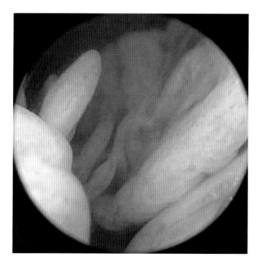

图 6-2-22　输卵管伞端黏膜炎性水肿

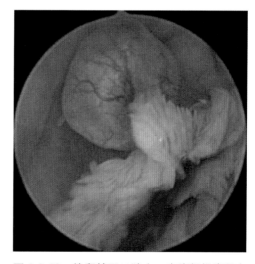

图 6-2-23　输卵管开口狭小，壶腹部轻度积水

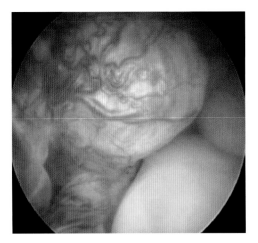

图 6-2-24 输卵管壶腹部膨大，管壁变薄

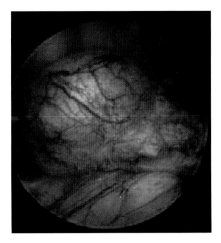

图 6-2-25 输卵管壶腹部膨大

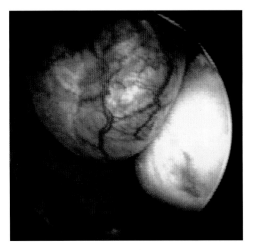

图 6-2-26 输卵管壶腹部膨大

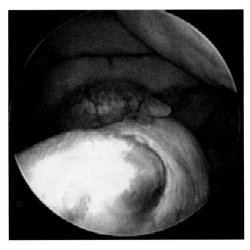

图 6-2-27 输卵管伞发育异常，无伞状结构

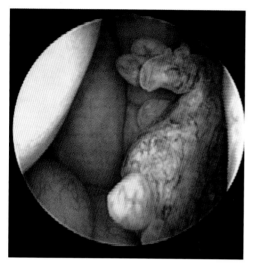

图 6-2-28 输卵管伞发育异常，无伞状结构

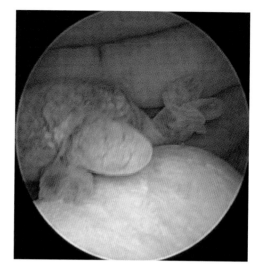

图 6-2-29 输卵管伞发育异常，无伞状结构

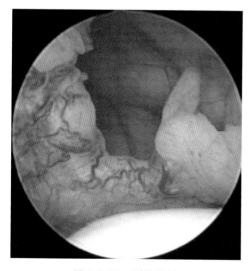

图 6-2-30 副输卵管

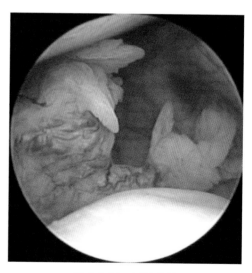

图 6-2-31 副输卵管

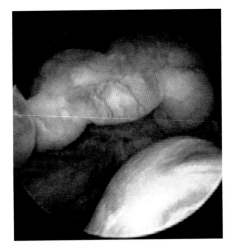

图 6-2-32　"结肠"样输卵管

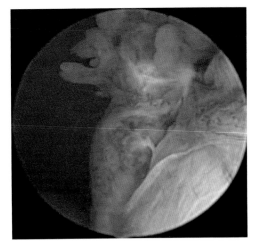

图 6-2-33　输卵管与卵巢粘连，输卵管管壁瘢痕

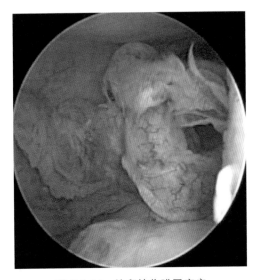

图 6-2-34　输卵管浆膜层瘢痕

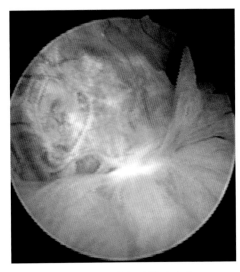

图 6-2-35　输卵管管壁瘢痕

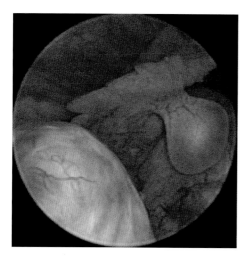

图 6-2-36　输卵管系膜囊肿

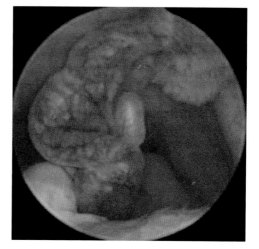

图 6-2-37　输卵管系膜囊肿

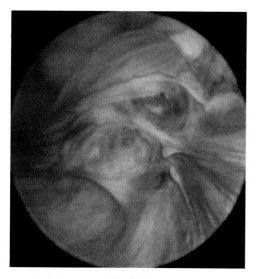

图 6-2-38　输卵管妊娠切除术后残端

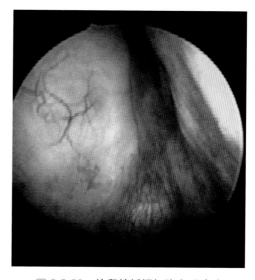

图 6-2-39　输卵管妊娠切除术后残端

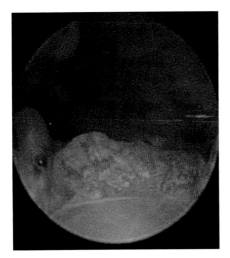

图 6-2-40　输卵管结扎术后盆腔粘连

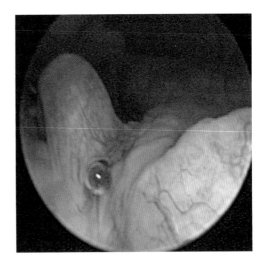

图 6-2-41　输卵管结扎术近端

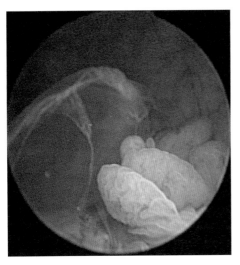

图 6-2-42　输卵管结扎术后粘连

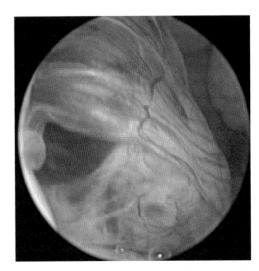

图 6-2-43　输卵管结扎术后伞端粘连闭锁、积水

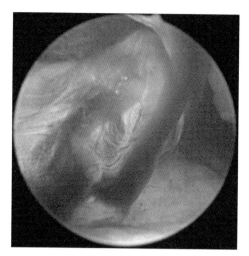

图 6-2-44　输卵管结扎术后伞端粘连闭锁、积水，亚甲蓝液自薄壁破口处溢出

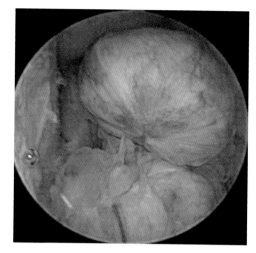

图 6-2-45　盆腔广泛粘连，输卵管伞端粘连闭锁、积水

3. 行亚甲蓝通液术，检查输卵管通畅度（图 6-2-46 ~ 图 6-2-48 ）。

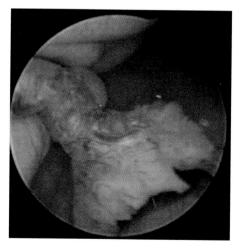

图 6-2-46　THL 亚甲蓝自伞端流出

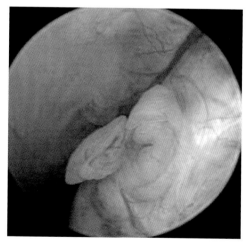

图 6-2-47　输卵管伞端粘连、积水，仅存狭小开口

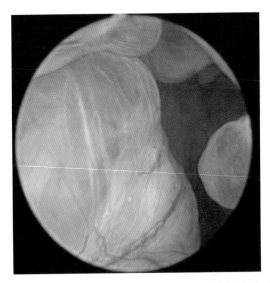

图 6-2-48　输卵管伞端粘连、积水，亚甲蓝液自输卵管薄壁破口处溢出

4.探查盆腔子宫内膜异位病灶（图 6-2-49、图 6-2-50）。

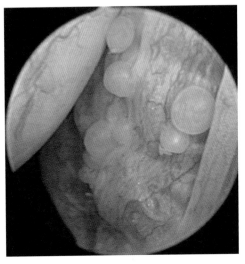

图 6-2-49　输卵管壁白色水泡样子宫内膜异位病灶

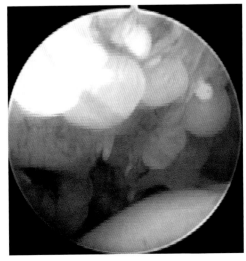

图 6-2-50　输卵管壁白色水泡样子宫内膜异位病灶

三、经阴道腹腔镜可完成的输卵管手术

1.输卵管与盆壁或卵巢的粘连松解（图 6-2-51 ~ 图 6-2-56）

2.输卵管伞端粘连松解

3.输卵管系膜囊肿切除

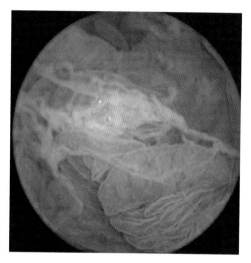

图 6-2-51　输卵管伞端纤细网状粘连

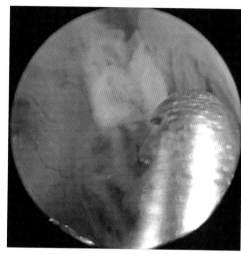

图 6-2-52　在 THL 操作鞘下行粘连分离术

视频 6-2-2 THL 双极电针粘连松解

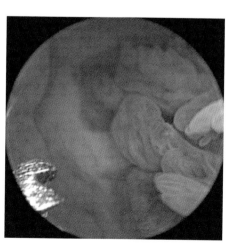

图 6-2-53　术后输卵管伞充分暴露

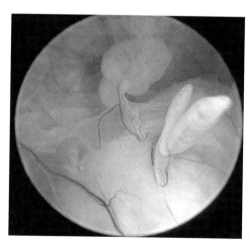

图 6-2-54　卵巢膜样包裹粘连

视频 6-2-3 THL 剪刀剪开卵巢周围粘连

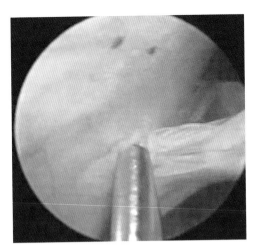

图 6-2-55　微型剪分离粘连

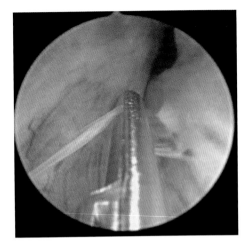

图 6-2-56　微型剪分离粘连

（刘效群　张馨雨）

第三节　子宫内膜异位症的诊断与治疗

　　尽管子宫内膜异位症与不孕症的因果关系尚未明确证实，但基于流行病学数据，子宫内膜异位种植与不良生育结局相关。子宫内膜异位症所致的卵巢组织结构改变包括纤维化和微血管损伤可能造成卵巢储备功能降低，而这些卵巢内膜异位囊肿内的改变在囊肿小于 4cm 时即可出现。尽管目前没有特异性的标记物可以提示病灶的侵蚀性和进展趋势，但仍建议早期治疗。

　　经阴道超声是公认的早期诊断子宫内膜异位症的有效方法和可靠手段。但是，超声诊断子宫内膜异位病灶最小直径为 14mm。我们的研究也发现，病灶直径小于 15mm 的内膜异位囊肿患者中，仅 45% 术前超声有阳性发现（未发表的数据）。

　　经阴道水腹腔镜相较于气腹腹腔镜敏感性更高，可以探查微小病灶，为早期诊断和治疗卵巢子宫内膜异位病灶提供了可能。在水腹腔镜膨胀介质中，器官保持漂浮状态，易观察到膜状粘连、紫蓝色结节、新生血管等早期子宫内膜异位症病灶，50%～60% 经阴道腹腔镜发现的病灶都是浅表的子宫内膜异位病灶。此外，经阴道腹腔镜的视轴是沿着输卵管－卵巢长轴，不需要多余的操作即可近距离观察到卵巢凹陷，避免因牵拉卵巢而引起子宫内膜异位囊肿破裂，直接处理直径小于 2.5～3cm 的卵巢子宫内膜异位囊肿，而且水下操作可减少组织碳化并降低术后粘连风险。

经阴道腹腔镜行卵巢手术的原则与标准的气腹腹腔镜一致，水腹腔镜下主要应用的器械包括抓钳、剪刀、活检钳（图 6-3-1）和双极电针及双极电凝棒（图 6-3-2）。

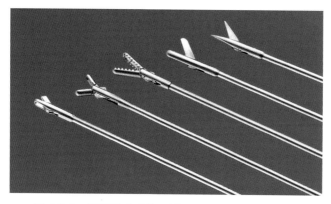

图 6-3-1　经阴道腹腔镜器械：抓钳、剪刀、活检钳

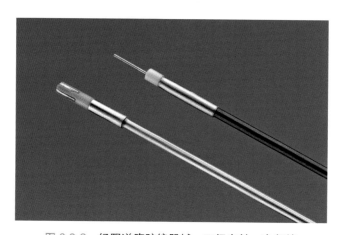

图 6-3-2　经阴道腹腔镜器械：双极电针、电凝棒

手术操作步骤：

第一步：用 5Fr 显微剪刀或 5Fr 双极电凝针仔细分离卵巢周围粘连，恢复卵巢活动性并确定病灶位置（图 6-3-3）。

第二步：从边缘进入子宫内膜异位囊肿可以打开假包膜，减少卵巢损伤，充分吸引和冲洗病灶后，充分暴露囊壁。

第三步：沿着囊壁充分电凝血管化的子宫内膜异位病灶。在膨胀介质中仔细清洗和探查子宫内膜样及新生血管化的组织（图 6-3-4）。双极电凝针完整切除囊肿及邻近的阔韧带子宫内膜异位结节，并进行精准的电凝。

经阴道水腹腔镜可以早期诊断和治疗腹膜和卵巢子宫内膜异位囊肿。通过经阴道途

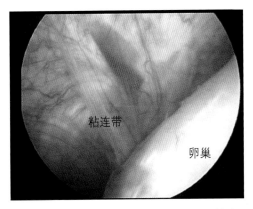

粘连带

卵巢

图 6-3-3a　经阴道腹腔镜下见卵巢周围粘连

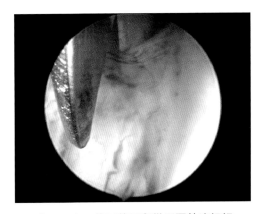

图 6-3-3b　剪刀剪开卵巢周围粘连组织

视频 6-3-1
THL 见卵巢
表面子宫内
膜异位病灶

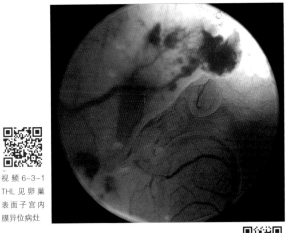

图 6-3-4a　血管化的子宫内膜异位病灶

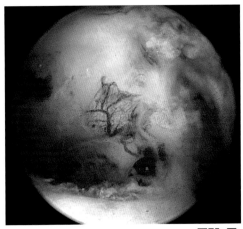

图 6-3-4b　子宫内膜异位病灶表面的新生血管

视频 6-3-2
THL 检查 +
治疗（子宫
内膜异位症）

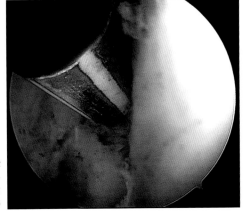

图 6-3-4c　从边缘剪开卵巢异位囊肿囊壁

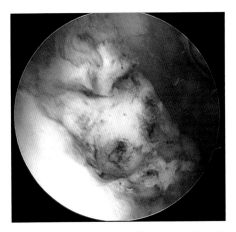

图 6-3-4d　完整切除卵巢异位囊肿并充分电凝止血

径探查卵巢陷窝和卵巢表面病灶，对微小病灶探查有较高的敏感性。用5Fr剪刀和双极器械治疗子宫内膜异位微小囊肿对卵巢的创伤小，能更好地保护卵巢储备功能和患者的生育力。

（Stephan Gordts　杨蕊）

第四节　多囊卵巢打孔术

多囊卵巢综合征（Polycystic Ovarian Syndrome，PCOS）是生育年龄女性常见的生殖内分泌疾病，是导致无排卵性不孕的最常见原因。除了对生育力的影响，PCOS患者还可能同时存在胰岛素抵抗和代偿性的高胰岛素血症，出现代谢综合征、心脑血管疾病、糖尿病、子宫内膜病变等远期并发症的发生率大大增高。

PCOS导致的无排卵性不孕的患者，一线的治疗方法为氯米酚（Clomiphene，CC）促排卵治疗。对于氯米酚抵抗或无效的患者，二线治疗方法包括来曲唑、促性腺激素促排卵及二甲双胍治疗，三线治疗为腹腔镜卵巢打孔术（Laparoscopy Ovarian Drilling，LOD）和辅助生殖技术。

腹腔镜卵巢打孔术的优势为术后恢复单一排卵，无卵巢过度刺激综合征（Ovarian Hyperstimulation Syndrome，OHSS）风险，并且不增加多胎妊娠的发生率。同时，卵巢打孔术后可恢复排卵周期，均有自然妊娠可能，无需严密监测或反复用药治疗，而且，术中可同时了解及处理盆腔疾病。

无排卵性不孕的PCOS患者应用腹腔镜卵巢打孔术的适应证：①氯米酚抵抗或无效；②LH水平持续升高：LH>10 IU/L；③需手术了解盆腔情况；④应用促性腺激素促排卵但无监测条件；⑤高雄激素血症：游离雄激素指数小于4；⑥BMI小于29kg/m²。

与传统的气腹腹腔镜手术相比，经阴道水腹腔镜手术的优势包括：无需全麻、腹壁无切口，术后恢复快；因盆腔充满液体，降低了术后粘连的发生（图6-4-1）。但手术仍有发生周围脏器损伤以及导致术后卵巢储备功能减退的风险。

经阴道水腹腔镜卵巢打孔术（Transvaginal Hydrolaparoscopy Ovarian Drilling，THLOD）手术步骤：

1.置镜探查盆腔情况及输卵管、卵巢位置（图6-4-2、图6-4-3）。

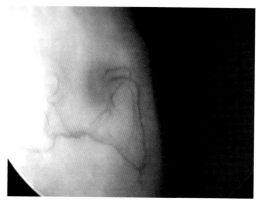

图6-4-1　经阴道腹腔镜卵巢打孔术后8个月复查，仅卵巢表面少量粘连及新生血管形成

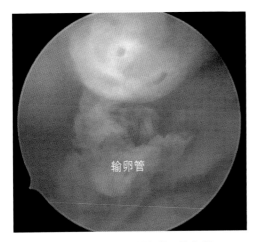

图 6-4-2　观察左侧卵巢及输卵管

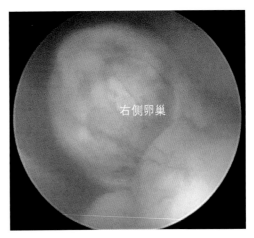

图 6-4-3　探查右侧卵巢

2.换用操作鞘，确认卵巢位置，注意避免与肠管等脏器混淆。经阴道腹腔镜下卵巢为瓷白色，部分可见卵巢表面卵泡样结构。肠管表面可及纵行平滑肌、肠系膜及肠脂垂结构（图6-4-4）。

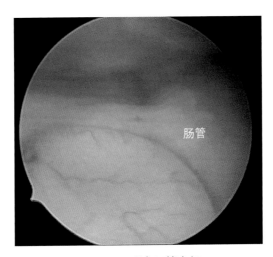

图 6-4-4　观察肠管走行

3.将针尖垂直于卵巢面，进针时用电切电流，60～70w，无需用力，电针顺势进入卵巢（如图6-4-5）。进针后换成电凝、强力模式、70W，持续时间5～10s。关闭水流有助于提高针尖的温度。根据卵巢大小、激素水平等指标，每侧卵巢打孔30个左右（如图6-4-6）。注意观察穿刺针孔是否有活动性出血，如有出血，及时电凝止血。

目前常用的水腹腔镜卵巢打孔电针为双极电针，双极电针电凝对卵巢组织损伤小，但往往手术时间长打孔效果欠佳，且双极电针较细，易损坏，手术成本明显增加。激光

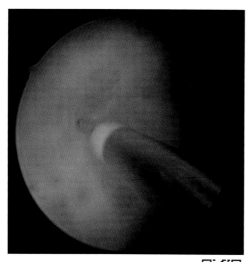

图 6-4-5　辨认清卵巢后穿刺打孔

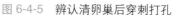

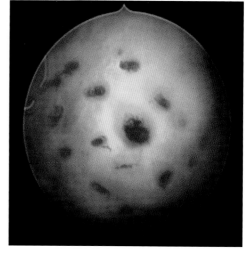

图 6-4-6　穿刺打孔后的卵巢

是近年来新兴的一种技术，应用于水腹腔镜卵巢打孔中有汽化效率高、手术时间短、出血少、去除组织后创面平滑、对周围组织损伤小等特点，且水中无烟、术中视野好，光纤可重复使用成本低，常用的激光有铥激光、2 微米激光等。

　　我们将激光应用于水腹腔镜卵巢打孔术，明显缩短了手术时间，减少术中出血。手术步骤如下：

　　1. 穿刺置镜及明确卵巢位置同前；

　　2. 辩清卵巢后，激光光纤顶端垂直置于卵巢表面（图 6-4-7）；

　　3. 开启激光、触发脉冲、打孔，如穿刺口有出血，激光止血（图 6-4-8 ～ 图 6-4-13）。

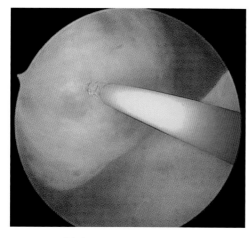

图 6-4-7　辨清卵巢，激光光纤顶端垂直置于卵巢表面

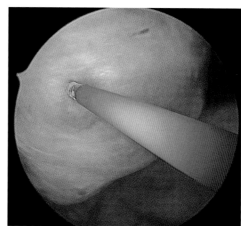

图 6-4-8　开启激光

视频 6-4-1 THL 激光卵巢打孔术

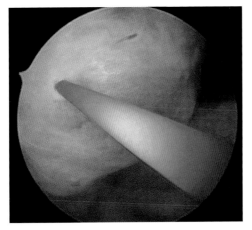

图 6-4-9　触发激光脉冲

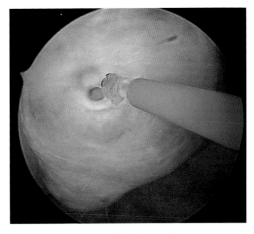

图 6-4-10　卵巢打孔，深度 3～4mm

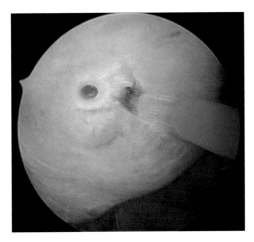

图 6-4-11　强力模式可及较深光凝层

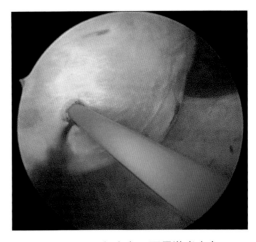

图 6-4-12　如出血，可用激光止血

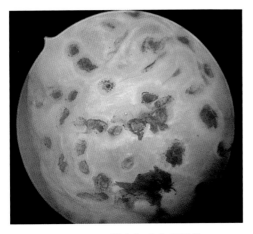

图 6-4-13　激光打孔术后卵巢

手术并发症的预防：

手术并发症发生率低于1%，主要发生在后穹窿穿刺时，术前充分的评估及术中仔细操作能明显减少穿刺并发症的发生；此外，在行卵巢打孔术时，注意辨识卵巢，避免误穿肠管；同时，打孔完毕后，要注意观察穿刺点有无活动性出血，须确切止血。

术后随访：

术后血清雄激素及促性腺激素水平降低，部分患者2~4周可恢复排卵，4~6周可恢复月经。若术后6周仍未能恢复排卵或排卵障碍者，可应用促排卵治疗。

（杨 硕 王 洋）

参考文献

[1] 马彩虹，乔杰.生殖医学微创手术学.北京：北京大学医学出版社,2012.

[2] Abrao MS, Muzii L, Marana R. Anatomical causes of female infertility and their management. Int J Gynaecol Obstet, 2013 Dec, 123 Suppl 2:S18-24.

[3] Zimmer M, Milnerowicz-Nabzdyk E, Rosner-Tenerowicz A, et al. Transvaginal hydrolaparoscopy for diagnosis of tubal infertility. Neuro Endocrinol Lett, 2011, 32(5):722-726.

[4] Gordts S, Campo R, Puttemans P, et al. Transvaginal access: a safe technique for tubo-ovarian exploration in infertility? Review ofthe literature. Gynecol Surg, 2008, 5:187-191.

[5] 田慧艳，张玉，刘效群，等.经阴道水腹腔镜捕获人载体排卵过程1例.中华妇产科杂志，2015,50(1): 63.

[6] Ma C, Wany Y, Li TC, et al.Trans-abdominal ultrasound guided transvaginal hydrolaparoscopy is associated with reduced complicationg rate. Eur J Obstet Gynecol Reprod Biol, 2012, Feb, 160(2):166-169.

[7] 刘效群，吕丽华，张丽，等.经阴道水腹腔镜致子宫后壁损伤2例报告.中国微创外科杂志，2011,11(3) 285-286.

[8] Prescott J, Farland LV, Tobias DK, et al. A prospective cohort study of endometriosis and subsequent risk of infertility Hum Reprod, 2016, 31: 1475-1482.

[9] Chamié L P, Blasbalg R, Pereira, RM, et al. Findings of pelvic endometriosis at transvaginal US, MR imaging, and laparoscopy. Radiographics, 2011, 31:E77-100.

[10] Brosens I, Gordts S, Campo R. Transvaginal hydrolaparoscopy but not standard laparoscopy reveals subtle endometriotic adhesions of the ovary. Fertil Steril, 2001, 75:1009–1012.

[11] Gordts S, Brosens I, Gordts S, et al. Progress in transvaginal hydrolaparoscopy. Obstet Gynecol Clin North Am, 2004, 31:631-639.

[12] Gordts, S, Campo, R, Brosens, I, et al. Endometriosis: Modern surgical management to improve fertility. Best Pract. Res Clin Obstet Gynaecol, 2003, 17:275-287.

[13] Brosens I, Gordts S, Puttemans P, et al. Pathophysiology proposed as the basis for modern management.of of the ovarian endometrioma. RBMonline, 2014, 28(2):232-238.

[14] Muzii L1, Bianchi A, Crocè C, et al. Laparoscopic excision of ovarian cysts: is the stripping technique a tissue-sparing procedure? Fertil Steril, 2002, 77(3):609-614.

[15] Pacchiarotti A. Frati P, Milazzo GN, et al. Evaluation of serum anti-Mullerian hormone levels to assess the ovarian reserve in women with severe endometriosis. Eur J Obstet Gynecol Reprod Biol, 2014, 172:62-64.

[16] Kitajima M, Defrère S, Dolmans MM, et al. Endometriomas as a possible cause of reduced ovarian reserve in women with endometriosis. Fertil Steril, 2011, Sep; 96(3):685-691.

[17] Sanchez AM, Viganò P, Somigliana E, et al. The distinguishing cellular and molecular features of the endometriotic ovarian cyst: From pathophysiology to the potential endometrioma-mediated damage to the ovary. Hum Reprod Update, 2014, 20(2): 217-230.

第七章
经阴道气腹腔镜

　　阴道是妇女自然开放的通道，阴道壁内富含弹性纤维，其能够保持阴道的充足弹性，且 Douglas 窝直径介于 20 ~ 34 mm 之间，方便置入套管针及腹腔镜等器械，可提供较为直观的视野，同时不造成阴道后壁及其附属结构的损伤。

第一节　基本操作步骤

一、常用设备与器械准备

　　1.入路平台：单孔多通道套管（图 7-1-1、图 7-1-2 ）。

　　2.器械：常规腹腔镜器械或可转为单孔腹腔镜器械、预弯成可弯曲的单孔腹腔镜器械。

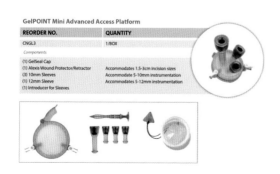

图 7-1-1　经阴道气腹腔镜入路 port

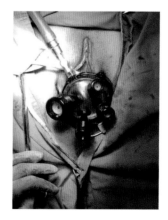

图 7-1-2　国内改良经阴道放置入路 port

3. 光学系统器械：传统腹腔镜的光源和摄像系统均可用于 NOTES 手术（为减少器械拥挤，可采用 5mm 摄像头；为尽量避免平行进出，多采用 30° 摄像头）。近期研发并已在临床应用的是腹腔镜头部可向 4 个方向弯曲、头部上方 2cm 处可旋转 360° 的系统，为操作面提供更大的空间和全方位的视野（LTF-VP）（图 7-1-3）。

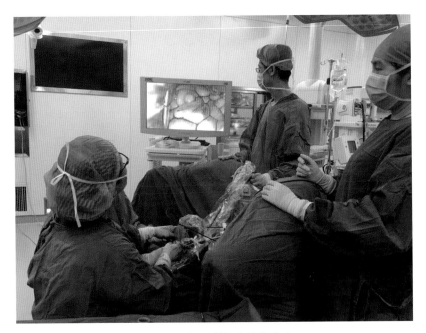

图 7-1-3　经阴道气腹腔镜术中

二、术前评估

1. 术前常规检查，评估麻醉和手术的风险。

2. 如合并内、外科合并症的患者需要会诊并进行相应治疗。

3. 排除急性感染性疾病、急性盆腔炎和阴道炎。

4. 术前一天阴道擦洗。

5. 术前肠道准备。

6. 知情同意签字：所有患者在术前均应对 NOTES 的益处和潜在风险充分知情。

三、手术步骤

1. 阴道后穹窿阴道宫颈反折处剪开 1 cm 切口（图 7-1-4、图 7-1-5）。

2. 钝性分离扩大切口至 2.5 cm（图 7-1-6）。

3. 置入单孔腹腔镜专用入路平台 Port，或自制套管连接手套密封穿入器械套管 3 个，置入腹腔镜，连接气腹管建立人工气腹（图 7-1-7 ~ 图 7-1-10）。

4. 探查盆腔脏器，必要时需安放举宫器，根据术中所见行相应术式（图 7-1-11 ）。

5. 术后取出 Port。

6. 可吸收线缝合阴道后穹窿。

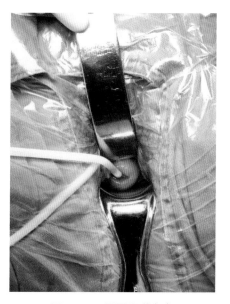

图 7-1-4　暴露阴道穹窿

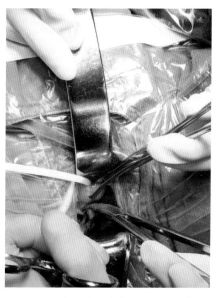

图 7-1-5　在阴道后穹窿阴道宫颈反折处剪开 1 cm 切口

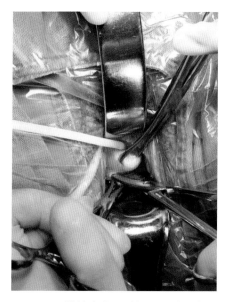

图 7-1-6　钝性分离阴道切口、剪开腹膜进入盆腔

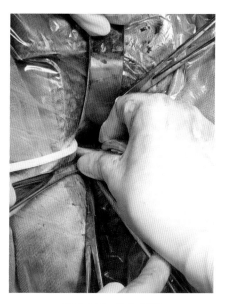

图 7-1-7　放入套管

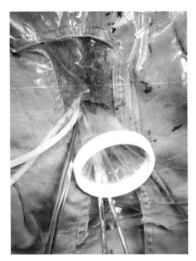

图 7-1-8　套管放入盆腔

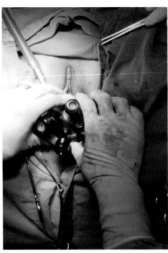

图 7-1-9　Port 放置位置

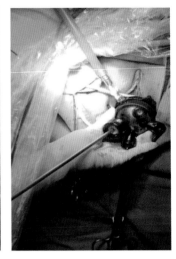

图 7-1-10　Port 建立手术平台，放置光学和操作仪器

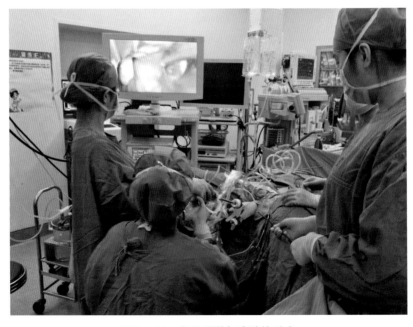

图 7-1-11　行经阴道气腹腔镜手术

第二节　经阴道气腹腔镜手术

一、输卵管切除术手术步骤

1.置镜探查如前述。

2.暴露患侧输卵管。

3.切开输卵管峡部，紧贴输卵管双极电凝输卵管系膜，逐步剪断系膜直至输卵管伞端，切除患侧输卵管（图 7-2-1～图 7-2-3）。

4.取出输卵管。

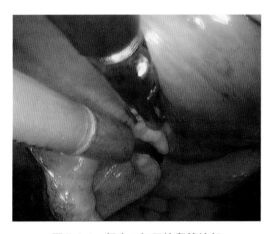

图 7-2-1　超声刀切开输卵管峡部

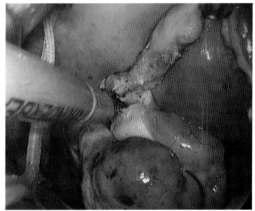

视频 7-2-1 经阴道气腹腔镜输卵管切除术 + 卵巢囊肿剔除术

图 7-2-2　超声刀沿紧贴输卵管切开系膜

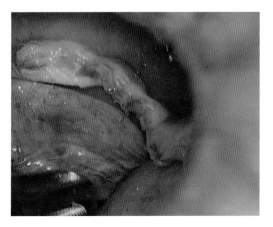

图 7-2-3　游离输卵管

二、输卵管成形术手术步骤

1. 置镜探查如前述。

2. 术中探查盆腔脏器，分离双侧输卵管卵巢周围粘连，剪刀剪开输卵管粘连的伞端，成形输卵管。

3. 行输卵管通液术，见双侧输卵管伞端蓝色液体流出（图 7-2-4 ～ 图 7-2-15 ）。

4. 取出 Port，可吸收线缝合阴道后穹窿。

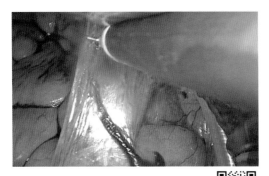

图 7-2-4　单极电钩分离左侧卵巢输卵管周围粘连

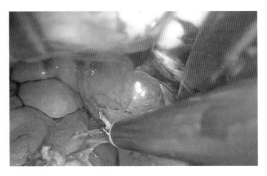

图 7-2-5　单极电钩分离卵巢表面粘连

视频 7-2-2
经阴道气腹腔镜粘连松解及输卵管成形术

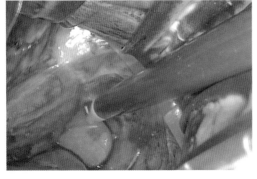

图 7-2-6　单极电钩分离卵巢输卵管周围粘连

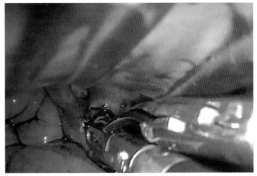

图 7-2-7　剪刀剪开输卵管伞端

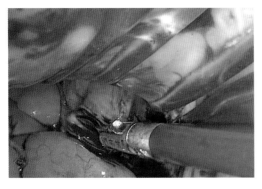

图 7-2-8　钝锐结合分离输卵管伞端

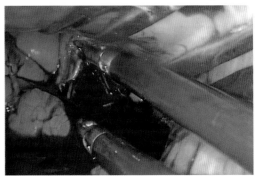

图 7-2-9　钝锐结合分离输卵管伞端

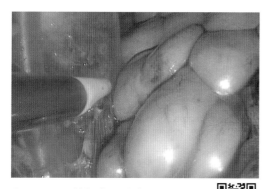

图 7-2-10　单极电钩分离右侧盆腔粘连带

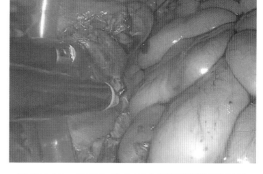

图 7-2-11　单极电钩分离右侧输卵管周围粘连

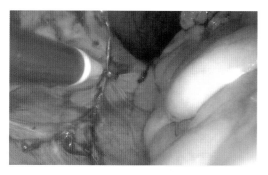

图 7-2-12　分离右侧宫角处粘连

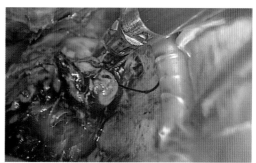

图 7-2-13　成形左侧输卵管

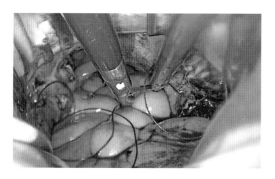

图 7-2-14　经阴道气腹腔镜下打结

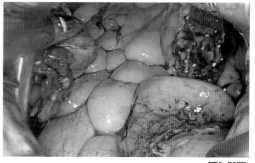

图 7-2-15　经阴道气腹腔镜下输卵管通液

三、附件切除术手术步骤

1. 置镜探查如前述。

2. 牵拉输卵管远端，超声刀钳夹输卵管峡部，电凝并切断输卵管峡部，切除卵巢固有韧带，切除一侧附件，同法处理另一侧附件（图 7-2-16 ~ 图 7-2-19）。

　　3. 囊肿置入标本袋内从电子腹腔镜 Trocar 处取出。

视频 7-2-3
经阴道气腹
腔镜附件切
除术

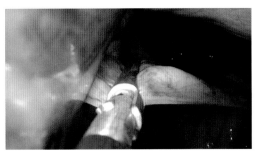

图 7-2-16　牵拉输卵管远端，超声钳夹输卵管峡部

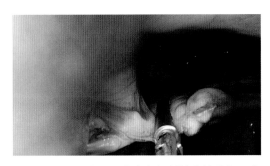

图 7-2-17　超声刀逐步电凝切断输卵管峡部及卵巢固有韧带

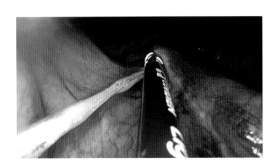

图 7-2-18　超声刀切除一侧附件

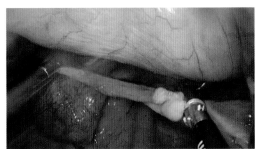

图 7-2-19　同法切除对侧附件

四、卵巢囊肿剔除术手术步骤

　　1. 置镜探查如前述。

　　2. 分离卵巢周围粘连部分（图 7-2-20 ~ 图 7-2-23），暴露卵巢囊肿，剥除囊肿，分离并切除囊肿囊壁（图 7-2-24）。

　　3. 囊肿置入标本袋内从电子腹腔镜 Trocar 处取出。

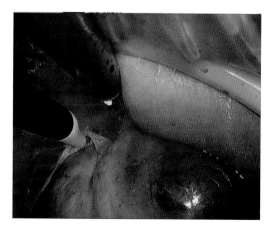

图 7-2-20　单极电钩分离卵巢周围粘连

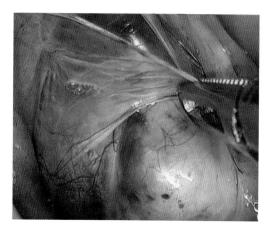

图 7-2-21　分离卵巢周围粘连

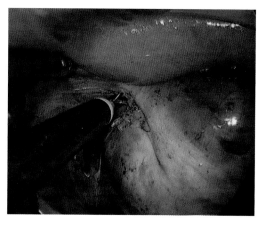

图 7-2-22　分离卵巢周围粘连

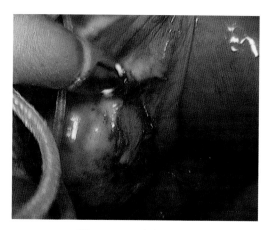

图 7-2-23　分离囊肿壁

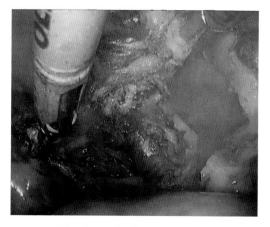

图 7-2-24　切除卵巢囊肿囊壁

（林　忠　刘　娟）

参考文献

[1] Yoon BS, Park H, Seong SJ, et al. Single-port versus conventional laparoscopic salpingectomy in tubal pregnancy: a comparison of surgical outcomes. Eur J Obstet Gynecol Reprod Biol, 2011 Nov, 159(1):190-193.

[2] Murji A, Patel V I, Leyland N, et al.Single-incision laparoscopy in gynecologic surgery: a systematic review and meta-analysis. Obstetrics & Gynecology, 2013, 121(4):819-828.

[3] Boni L, Dionigi G, Rovera F.Natural orifices transluminal endo-scopic surgery (NOTES) and other allied "ulrea" minimally invasive procedures: are we loosing the plot?Surg Endosc, 2009, 23(5):927-929.

[4] Bradford LS, Boruta DM. Laparoendoscopic single-site surgery in gynecology: a review of the literature, tools, and techniques. Obstet Gynecol Surv, 2013, 68(4):295-304.

[5] Lee Y Y, Kim T J, Kim C J, et al. Single port access laparoscopic adnexal surgery versus conventional laparoscopic adnexal surgery: a comparison of peri-operative outcomes. European Journal of Obetetrics & Gynecology and Reproductive Biology, 2010, 151(2):181-184.

第八章

经阴道腹腔镜手术并发症及防治

经阴道腹腔镜经阴道穹窿穿刺进入腹腔，其穿刺部位毗邻子宫壁、直肠、膀胱，因此有潜在损伤子宫、直肠、膀胱的风险，尤其是不孕症患者后穹窿入路时。其常见并发症包括：肠管损伤、子宫后壁损伤出血、阔韧带及宫旁血肿、阴道穿刺点出血和盆腔感染等。其他术中并发症根据不同手术范围和患者盆腔粘连程度而不同，主要包括脏器损伤和出血。

经阴道腹腔镜手术并发症的发生率为 0.5% ~ 1.9%，略低于标准气腹腹腔镜，且随着操作医师熟练程度的提高，并发症发生率可明显下降。

一、肠管损伤

肠管损伤是经阴道腹腔镜手术最常见的并发症，发生率为 0.35% ~ 0.65%，80% 以上的肠管损伤发生在腹膜外的直肠，仅少数情况损伤盆腔内的直肠和乙状结肠。大部分的肠管损伤发生在穿刺或切开进入盆腔时，术中多可发现。术中置镜发现异常结构或黄色漂浮粪便残渣等情况需考虑肠管穿孔。穿刺针所造成的肠管损伤直径一般为 2 ~ 6mm，且不伴有肠内容的外溢，90% 以上患者可通过期待治疗治愈。发现肠穿孔患者，予禁食禁水、静脉补液支持治疗，应用阿片酊抑制排便，静脉抗生素预防感染，监测生命体征及感染征象，保守治疗 5 ~ 7 天多可出院。仅有不到 10% 的结直肠穿孔患者需要手术治疗，决定和实施手术需要外科医生参与，一般仅需在经腹气腹腔镜下进行简单缝合，多不遗留长期并发症。

为避免肠管损伤以及减少肠管损伤所带来的不良影响，可在术前清洁洗肠或灌肠，排空直肠内粪便，便于手术操作。同时，因为乙状结肠位于盆腔左侧，术者在行后穹窿穿刺时，可稍向右偏，以减少损伤肠管风险。

我中心完成的约 200 例经阴道腹腔镜手术，仅发生 2 例直肠损伤。第 1 例为腹膜外直肠穿孔，经阴道水腹腔镜下可见腹腔镜在肠腔内（图 8-1）。缝合阴道穿刺口黏膜，口服抗生素 7 日。第 2 例穿刺针进入盆腔后再穿刺进入肠管，在经腹气腹腔镜下可见穿刺口（图 8-2），4/0 可吸收线缝合直肠浆肌层（图 8-3）。使用超声引导穿刺术后，未再出现肠管损伤病例。

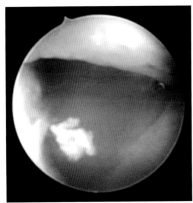

图 8-1 经阴道水腹腔镜术中见漂浮的肠内黄色粪渣，考虑肠穿孔可能

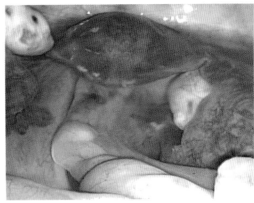

图 8-2 经腹气腹腹腔镜见损伤直肠表面未见明显破裂口，行直肠充气试验无气泡冒出，直肠镜未见明显异常，行保守治疗治愈

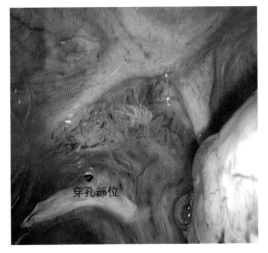

穿孔部位

图 8-3 腹腔镜中可见明显的直肠破裂口，行缝合术

二、出血

经阴道腹腔镜所致的出血常见的是子宫后壁损伤出血、卵巢打孔后卵巢间质出血和阴道后穹窿穿刺口出血。子宫后壁损伤的发生率为 0.02% ~ 1.8%，均发生在后位子宫。术中发现子宫后壁出血（图 8-4），可以术中尝试双极电凝止血，同时配合使用酚磺乙胺等止血药物、缩宫素等促进子宫收缩的药物，予抗生素预防感染；如果止血效果欠佳、活动性出血较汹涌，则需中转经腹气腹腹腔镜缝合止血（图 8-5、图 8-6）。

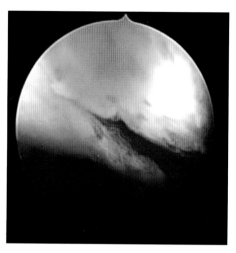

图 8-4　子宫后壁损伤经阴道腹腔镜下所见

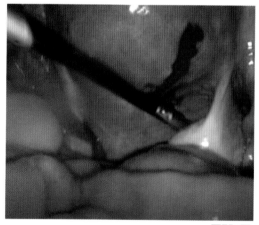

图 8-5　中转经腹气腹腔镜后见子宫表面有活动性出血

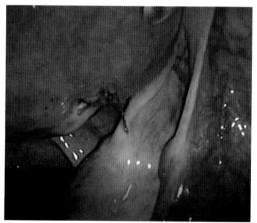

图 8-6　局部 8 字缝合一针止血

　　减少子宫损伤的措施：①严格掌握适应证，术前根据查体和妇科超声评估盆腔情况，对可疑盆腔粘连重，或后位子宫位置固定者，应列为绝对禁忌证；②对于子宫后位的患者，穿刺前使用举宫器将子宫位置调整为前位；③经超声引导下行后穹窿穿刺。

　　经阴道腹腔镜卵巢打孔是相对安全的手术，并发症发生率极低，卵巢间质出血是相对多见的并发症，与子宫后壁损伤出血的治疗方法类似，可以先在经阴道腹腔镜下双极电凝止血，如果止血效果欠佳，仍有活动性出血，可中转气腹腹腔镜双极电凝止血（图8-7、图 8-8 ）。

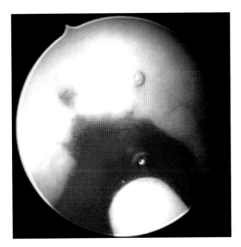

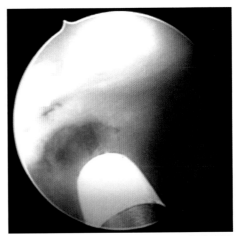

图 8-7　卵巢打孔出血　　　　　图 8-8 双极电针电凝止血

三、感染

　　经阴道腹腔镜术后的感染主要是盆腔炎，术前及术后抗生素的合理应用，能够显著降低盆腔炎的发生率。对患者进行围术期宣教对减少术后盆腔炎的发生也是至关重要的，术后需嘱患者禁同房、盆浴至少 2 周，出院后继续口服抗生素至术后 1 周，严密监测体温、腹痛等不适，如出现腹痛、发热等情况及时返诊。

　　随着经阴道腹腔镜的普及、手术医师经验的逐渐积累以及术中经阴道超声监测的广泛应用，手术并发症正呈现逐年减少的趋势。

（马彩虹　宋雪凌　王　洋）

参考文献

[1]　Gordts S, Watrelot A, Campo R, et al. Risk and outcome of bowel injury during transvaginal pelvic endoscopy. Fertil Steril, 2001, 76: 1238–1241.

[2]　Shibahara H1, Shimada K, Kikuchi K, et al.Major complications and outcome of diagnostic and operative transvaginal hydrolaparoscopy. J Obstet Gynaecol Res, 2007 Oct, 33(5):705-709.

[3]　刘效群，吕丽华，张丽，等 . 经阴道注水腹腔镜致子宫后壁损伤 2 例报告 . 中华微创外科杂志 , 2011, 11(3):285-286

[4]　Zhang YX, Liu XQ, Du LR, et al. Clinical analysis of transvaginal hydrolaparoscopy in infertile patients. Eur J Obstet Gynecol Reprod Biol, 2014 Nov, 182:208-210.

第二部分
宫腔镜新技术

　　宫腔镜技术能直观、准确地观察宫腔内病变，并有效去除病变，在生殖医学领域的应用越来越广泛。随着光学纤维和机械制造技术的发展，宫腔镜设备和器械也逐步得到快速完善和更新，使我们能有效安全地探索更微创的手术方式。本部分将介绍门诊宫腔镜、IBS 刨削系统以及激光等新技术在生殖医学领域的应用。

第九章
门诊宫腔镜

良好的宫腔环境和子宫内膜是妊娠的重要条件。子宫性不孕占女性不孕症的 6.9%,常见的原因有子宫内膜炎、宫腔粘连、子宫畸形、子宫黏膜下肌瘤、子宫内膜息肉、子宫内膜增殖症等。与诊断性刮宫、子宫输卵管碘油造影(Hysterosalpingography,HSG)以及经阴道超声检查相比,宫腔镜观察宫腔内病变更直观、准确和可靠,具有更高的敏感性和特异性。同时,也提高了不孕症患者中子宫内膜增殖症及子宫内膜癌的检出率,利于及时的治疗。但传统的宫腔镜检查和手术通常需要患者住院,由于床位有限,患者等待时间长、花费增加。而部分不孕症患者只需行宫腔镜检查及简单的宫腔操作。在门诊进行宫腔镜检查和手术,尽快完成不孕症的病因筛查和部分治疗,可显著缩短患者就医时间,减少花费,同时可节约医疗资源。

第一节　门诊宫腔镜手术室

一、基本分区及设备配置

北京大学第三医院生殖中心门诊宫腔镜手术区包括护士站及预约等候区、医生检查室兼做诊室、手术患者等候室、手术室、术后恢复室及清洗消毒室(图 9-1-1 ～ 图 9-1-13)。

二、预约和手术流程

患者首先通过门诊就诊及评估,符合门诊宫腔镜适应证,无禁忌证,即可进入门诊宫腔镜预约流程。患者需首先在护士站预约手术日期,在所预约的手术时间到达预约等候区，根据就诊顺序进入诊室就诊，由手术医师与患者共同讨论并制订手术方案，签署手术知情同意书。

患者进入手术等候室，更换手术服，排空膀胱，完善手术前准备。按顺序进入手术室，麻醉、消毒，行宫腔镜手术。术后患者进入术后恢复室，观察生命体征及不适主诉等。最后，在医生诊室接受术后指导，根据术中情况确定随访时间，制订进一步治疗方案。

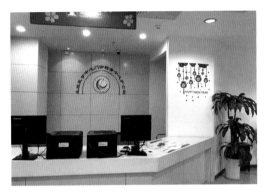

图 9-1-1　门诊宫腔镜护士站

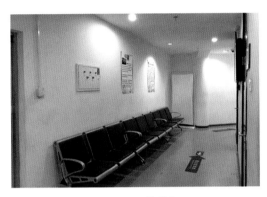

图 9-1-2　预约等候区

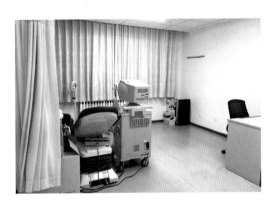

图 9-1-3　医生检查室及诊室

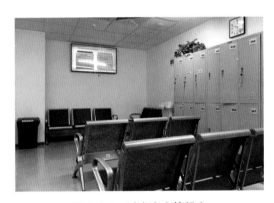

图 9-1-4　手术患者等候室

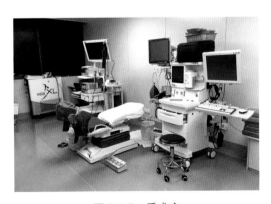

图 9-1-5　手术室

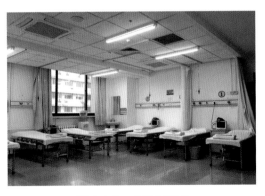

图 9-1-6　术后恢复室

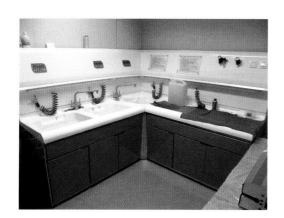

图 9-1-7 清洗消毒室

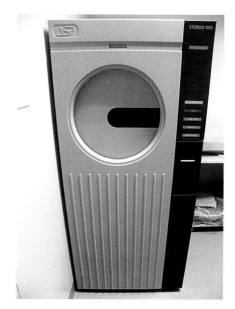

图 9-1-8 器械消毒设备

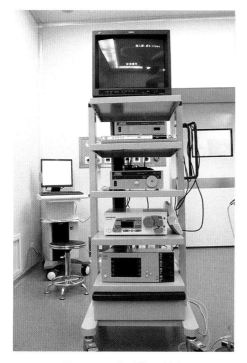

图 9-1-9 宫腔镜器械车

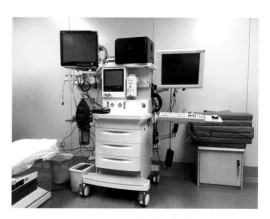

图 9-1-10 麻醉工作站

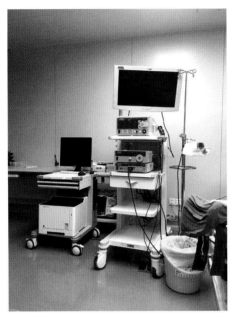

图 9-1-11　医生工作站

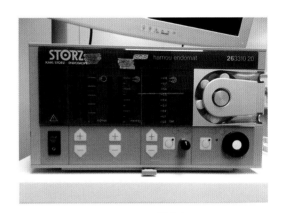

图 9-1-12　膨宫机

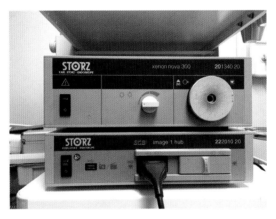

图 9-1-13　光源（上）和摄像机（下）

第二节 门诊宫腔镜适应证及禁忌证

一、适应证

对怀疑宫腔内病变或者对宫腔内病变需要做出诊断及治疗的患者，均有进行宫腔镜检查的适应证。

1. 异常子宫出血；
2. 子宫异常影像学改变；
3. 不孕症或者复发性流产；
4. 可疑宫腔异常病变；
5. 宫腔手术后的再次探查；
6. 继发痛经；
7. 瘢痕子宫。

二、禁忌证

1. 急性或亚急性生殖道炎症；
2. 欲继续宫内妊娠者；
3. 近期有子宫穿孔或子宫修补史；
4. 浸润性子宫颈癌；
5. 生殖道结核未经适当抗结核治疗者；
6. 大量子宫活动性出血；
7. 严重的心、肺、肝、肾等脏器疾患，不能耐受子宫腔内操作者。

第三节 术前评估及手术时机选择

一、术前评估

1. 术前全面的评估，确认适应证，排除禁忌证；
2. 决定手术方式及是否需要麻醉；
3. 常规术前检查，评估麻醉和手术的风险，术前需除外妊娠的可能；

4.如合并内、外科合并症的患者需要会诊并进行相应治疗；

5.排除急性感染性疾病、急性盆腔炎和阴道炎；

6.术前知情同意，进行术前及术后注意事项的宣教。

二、宫腔镜检查和手术时机的选择

除特殊情况外，一般以月经结束后 3 天至下次月经前 7 天内进行。最佳手术期为卵泡期，此时子宫内膜为增殖期，宫颈黏液少、子宫内膜较薄、不易出血，宫腔内病变容易暴露，视野相对较清晰。对于不规则出血的患者可于出血停止或减少的任何时间检查。

第四节　基础设备与器械

一、宫腔镜结构

宫腔镜由镜体（内镜）及一个或者多个外鞘（供插入镜体）组成，二者间有单个或多个通道，供注膨宫介质和置入器械。

1.内镜　内镜因其前端的斜面不同而形成不同角度（视角）。其大小从 0° 至 30°（图 9-4-1 ）。

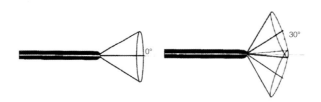

图 9-4-1　宫腔镜镜头角度视野示意图

（1）0° 镜：视野的中心在镜头正前方，方向单一，视野小。

（2）30° 镜：旋转镜身可改变视野方向，视野大。

2.鞘　根据镜鞘结构的不同，形成了不同用途的宫腔镜。

（1）检查用管鞘：有进水、排水阀门，内外套管。

（2）治疗用管鞘：操作孔。

（3）手术用电切镜管鞘：内套管（安置电切环、电滚球；手炳可操作器械；插口可引入高频电刀之电源）。

二、常用门诊宫腔镜

1. 软性纤维宫腔镜（图 9-4-2、图 9-4-3）

（1）优点：在门诊进行不需扩宫及麻醉；可行宫腔镜检查及简单操作。

（2）缺点：单向灌流膨宫效果差；视野清晰度有限；0°镜视野局限；可进行手术操作有限。

2. 硬性宫腔检查镜

（1）优点：连续灌流膨宫效果好，成像清晰；30°镜视野大；可进行多种手术操作。

（2）缺点：外鞘较粗 4.5～5.5mm，多需扩宫口；无麻醉下耐受性差。

3. 微型宫腔镜

近年来出现的硬性宫腔镜，包括一体镜及 CAMPO 宫腔镜等，既有硬性宫腔镜膨宫效果好、视野清晰的优点，同时管径较细，大部分患者在无麻醉的状态下可耐受，可用于门诊宫腔镜检查（图 9-4-4）。

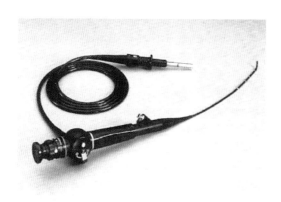

图 9-4-2 诊断性纤维宫腔镜

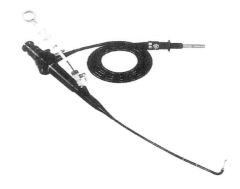

图 9-4-3 软性治疗性纤维宫腔镜

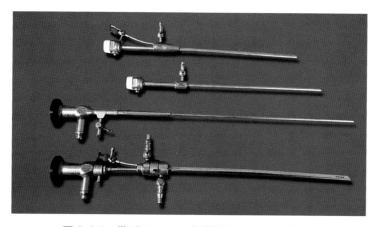

图 9-4-4 微型 CAMPO 宫腔镜与传统硬性宫腔镜

（1）优点：进水管与镜体一体，仅有一个套管；外鞘更细；30°镜视野范围大；不需置窥器、不夹持宫颈钳、不扩张宫颈管，使用微型宫腔镜，不探宫腔，低压膨宫，不需麻醉，可在门诊进行。尤其适用于宫颈发育异常或因术后致宫颈萎缩、宫颈管狭窄、不耐受扩宫的患者。

（2）缺点：不适合用于宫腔大、宫颈内外口松弛的患者。

第五节　宫腔镜检查的基本操作

一、宫腔镜检查基本操作步骤

1.患者取截石位，常规消毒外阴、阴道，用宫颈钳夹宫颈前唇，探针探明宫腔深度和方向，根据宫腔镜外鞘直径扩张宫颈（图9-5-1）。

2.缓慢置入宫腔镜，顺序检查宫颈、宫腔底部、宫角及输卵管开口，然后检查宫腔前后壁、左右壁（图9-5-2～图9-5-6）。

3.退出宫腔时观察宫颈内口和宫颈管

诊断性刮宫因"盲视"容易漏诊某些子宫内膜的病变，如局灶性增生和腺癌。宫腔镜检查使医生能在直视下行病灶活检。

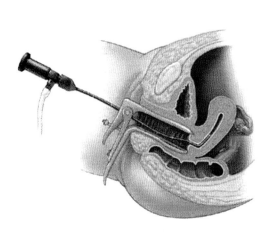

图9-5-1　宫腔镜检查

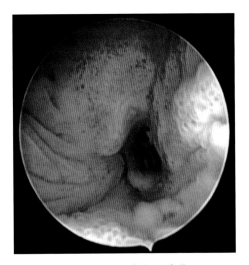

图9-5-2　正常宫颈黏膜

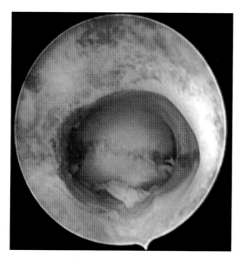

图 9-5-3　宫颈内口

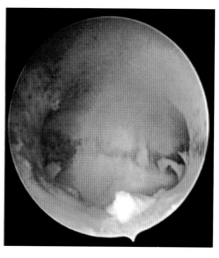

图 9-5-4　正常宫腔

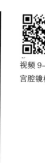

视频 9-5-1
宫腔镜检查

视频 9-5-2
宫腔镜检查
——单角子宫

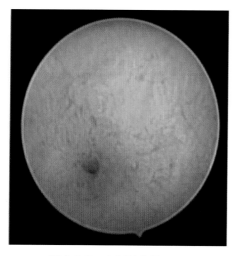

图 9-5-5　右侧输卵管开口

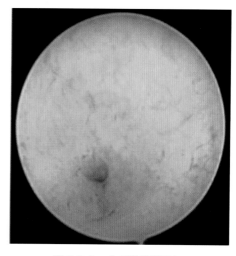

图 9-5-6　左侧输卵管开口

二、并发症

1. 宫颈损伤；

2. 子宫穿孔；

3. 出血；

4. 感染；

5. 膨宫引起的并发症如液体超负荷、水电解质紊乱等。

（庞天舒　王　洋）

第十章
TROPHY CAMPO 宫腔镜

　　近年来出现的微型硬性宫腔镜，既有硬性宫腔镜膨宫效果好、视野清晰的优点，同时管径较细，大部分患者在无麻醉的状态下可耐受，可用于门诊宫腔镜检查和手术。TROPHY CAMPO 宫腔镜就是其中一个典型的代表。

一、CAMPO 宫腔镜的基本器械

　　CAMPO 宫腔镜镜体最大外径 2.9mm，检查鞘外径 3.7mm，手术鞘外径 4.5mm。直径 2.9mm 的镜体本身是一体镜，有进液通道，无需组装即可直接进行检查，但因为无排液通道，是单向灌流，有时会出现视野不清的情况，所以通常与检查鞘组装后使用，如视野不清，再将检查鞘推入宫腔；如需行宫腔操作，改换手术鞘（图 10-1、图 10-2）。

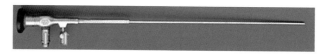

图 10-1　TROPHY CAMPO 宫腔镜镜体，最大外径 2.9mm

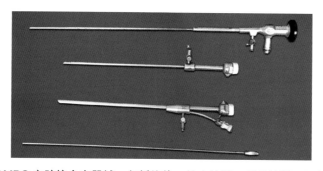

图 10-2　CAMPO 宫腔镜全套器械，包括镜体、检查外鞘、手术外鞘、子宫内膜取样器

CAMPO 镜镜体上有两个卡槽，外鞘的长度小于内镜的长度。在进镜时，先将外鞘置于近光纤处的卡槽，这样可以不扩宫，以镜体最细直径 2.9mm 直接通过宫颈口，在 CAMPO 镜直视下通过宫颈管进入宫腔后，如视野不清晰，向镜头方向滑动外鞘，将外鞘嵌入前面的卡槽，实现内镜辅助下宫颈扩张，进而进行宫腔镜检查和手术操作（图 10-3 ~ 图 10-6 ）。

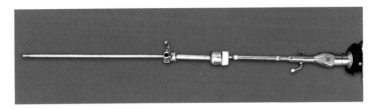

图 10-3　镜体上有两个卡槽

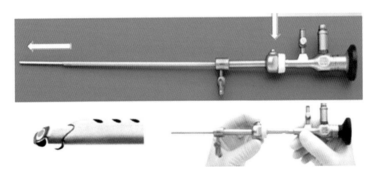

图 10-4　CAMPO 宫腔镜组装

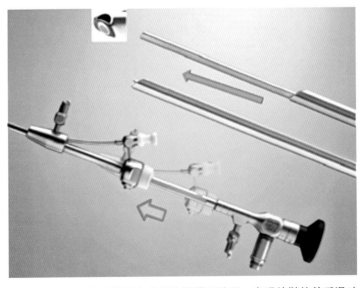

图 10-5　CAMPO 宫腔镜与专用外鞘搭配使用，实现外鞘的前后滑动

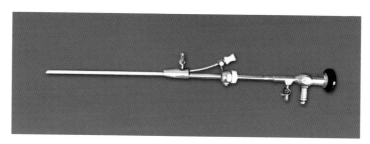

图 10-6　滑动完成后的操作状态，实现了无创宫颈扩张

　　利用 CAMPO 镜的优势，可以实现更微创、更无痛的门诊宫腔镜手术。CAMPO 宫腔镜操作时可不置阴道窥器、不夹持宫颈钳、不扩张宫颈管、不探宫腔、不需麻醉，避免了置阴道窥器所致的疼痛和操作不便，以及牵拉宫颈、扩张宫颈口所带来的恶心等不适感。

二、CAMPO 宫腔镜检查步骤

　　1. 患者取膀胱截石位，消毒外阴、阴道。

　　2. 组装 CAMPO 镜，使用检查外鞘。

　　3. 持镜缓慢置入阴道，沿阴道前壁滑动寻找宫颈外口，或另一手示指和中指触摸宫颈，指引镜体找到宫颈外口（图 10-7）。

　　4. 沿宫颈管至宫颈内口，缓慢进入宫腔；如视野不清晰，向镜头方向滑动检查外鞘，将外鞘嵌入前面的卡槽，扩张宫颈的同时进行宫腔镜检查（图 10-8、图 10-9）。

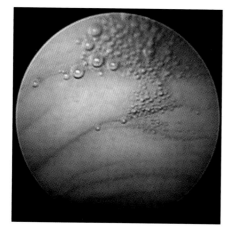

图 10-7　阴道壁

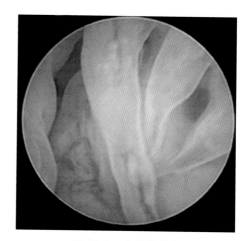

图 10-8　宫颈管黏膜

视频 10-1 CAMPO 宫腔镜无阴道窥器检查和治疗

　　5.转动光缆线以镜体头端的开口的朝向，顺序检查宫腔底部、宫腔前后壁、左右壁、双侧宫角及输卵管开口；膨宫满意时子宫底展平或略呈弧形，子宫内膜的厚度、颜色、皱褶等均随着月经周期的变化而有不同（图 10-10 ～ 图 10-12 ）。

　　6.检查完毕，如只需要子宫内膜活检，可以撤出内置镜体，在检查鞘内插入子宫内膜吸管行子宫内膜活检（图 10-13 ）。

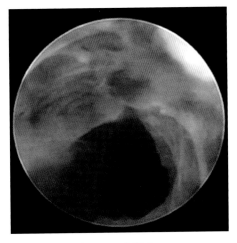

图 10-9　宫颈内口

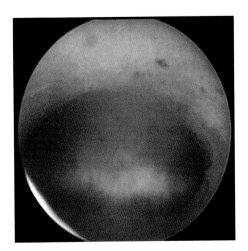

图 10-10　正常宫腔形态

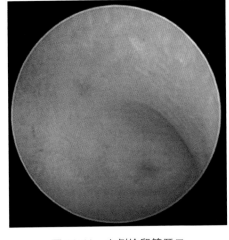

图 10-11　左侧输卵管开口

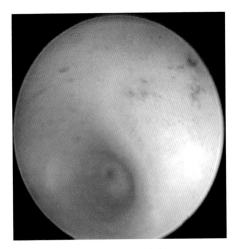

图 10-12　右侧输卵管开口

视频 10-2
CAMPO 宫
腔镜无阴道
窥器检查

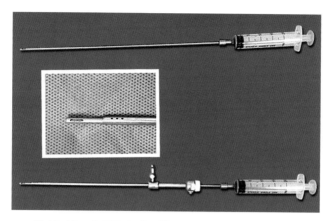

图 10-13　金属取内膜吸管和注射器行子宫内膜活检

7.撤镜，搀扶患者下床，完成手术记录、宣教术后注意事项等。

不放置窥器的宫腔镜操作需要注意：①可将双侧小阴唇尽量闭合并置纱布于外阴稍加压堵，即可明显提高膨阴道效果；②可将一手的示指和中指置入阴道指引，更快地找到宫颈外口；③前倾前屈的子宫，镜体进入宫腔困难时，术前可适当充盈膀胱，术中可腹部按压，或将一手的示指和中指置入阴道后穹窿，并向前上方抬举宫颈，辅助进镜。

CAMPO 镜对宫颈发育异常或因手术致宫颈萎缩、宫颈管狭窄、不能耐受扩宫的患者有明显的优势。

（庞天舒　马彩虹）

第十一章
BIGATTI 刨削系统（IBS®）

BIGATTI 刨削系统（IBS®）是一种全新的机械性冷刀切割的宫腔镜手术方式。IBS 系统由带平行目镜的 6° 广角镜及镜鞘组成，镜体工作通道可供硬性刨削系统和 3mm 器械进入。镜体上的进水通道与膨宫泵相连（如：HAMOU® ENDOMAT）用以建立宫腔操作空间并保持良好视野。镜鞘外直径 24Fr.（8mm），比宫腔电切镜鞘更细，对于未生育及宫颈狭窄的妇女更有价值。

一、BIGATTI 刨削系统（IBS®）设备和器械

硬性刨削系统含刨削刀头外刃、内刃及刨削手件（DRILLCUT-X® II GYN），均可重复使用。刨削系统与动力主机（UNIDRIVE® S III）及滚轮泵（ENDOMAT® LC）配合使用，由一个单踏板脚踏控制。脚踏同时控制刀头内刃的转动及 ENDOMAT® LC 的吸引，实现进水出水连续灌流，并使得切割下的组织经中空的刨削刀头吸引排出体外（图 11-1 ~ 图 11-6）。

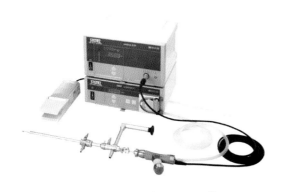

图 11-1　BIGATTI 刨削系统（IBS®）设备

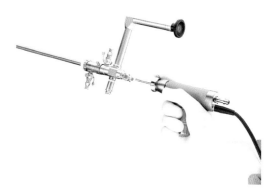

图 11-2　IBS 一体镜

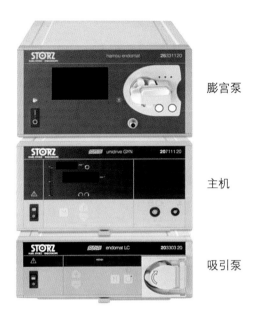

膨宫泵

主机

吸引泵

图 11-3   IBS 膨宫泵、主机、吸引泵

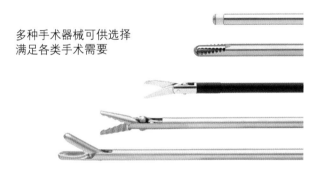

多种手术器械可供选择
满足各类手术需要

图 11-4   IBS 操作器械：双极电凝球、刨削刀头、剪刀、齿钳、活检钳（由上至下）

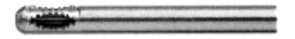

图 11-5   刨削刀头，凹面切缘，软圆形切割窗

视频 11-1
IBS 组 装 及
检查步骤

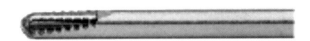

图 11-6   刨削刀头，双排锯齿切缘，长方形切割窗口

二、适应证与禁忌证

（一）BIGATTI 刨削系统应用适应证

1. 较大的子宫内膜息肉（直径≥3cm）。

2. 0 型和Ⅰ型黏膜下肌瘤。

3. 残留胎盘组织的去除。

4. 血流不丰富且既往内膜薄的稽留流产。

5. 血运不丰富的子宫特殊部位的妊娠（如：剖宫产切口妊娠、宫颈妊娠和子宫肌壁间妊娠等）。

6. 子宫多发息肉或复发性息肉。

（二）禁忌证

1. 绝对禁忌证：急性盆腔炎和急性子宫内膜炎。

2. 相对禁忌证：宫腔大量出血。

三. IBS 操作步骤

（一）术前准备

1. 术前常规检查，评估麻醉和手术的风险。

2. 如合并内、外科合并症的患者需要会诊并进行相应治疗。

3. 排除急性感染性疾病、急性盆腔炎和阴道炎。

4. 宫颈狭窄的患者需行宫颈预处理，如经肛门放置复方萘普生栓。

（二）操作方法

1. 体位　患者取膀胱截石位，消毒外阴，铺无菌治疗巾。

2. 设备　组装、连接镜体与主机、手柄，放置脚踏，调节转速，选择适宜的操作窗。

3. 操作步骤

（1）消毒阴道、宫颈。

（2）扩张宫颈管至 8 号扩宫棒。

（3）置镜，全面检查宫腔形态、内膜状态，评估病灶。

（4）根据不同病变实施相应的手术，刨削刀头窗口始终位于视野内，刀头紧贴病灶，不断调节刀头位置避免过度旋切。

（5）清除病灶后酌情放置宫腔引流管。

（6）送检标本。

（三）注意事项

1.注意镜头与旋切窗口的位置，过短损伤镜体，过长不能充分评估病灶切割的程度。

2.宫腔灌注液体避免产生气泡，如有气泡应及时排空。

3.手术过程中密切监测生命体征，警惕液体过度负荷，如出现血氧饱和度降低、患者球结膜水肿等情况，应立即停止操作并给予适当处理。

四、BIGATTI 刨削系统（IBS®）的优势与不足

与传统电切宫腔镜相比，刨削系统存在如下优点：

1.圆形钝头刨削刀头设计，显著减少子宫穿孔等并发症，不使用能量器械，减少对子宫内膜的损伤。

2.多款刨削刀头，提供高效、可控的组织切割。

3.切割下的组织立即经吸引排出体外，提供更好的手术视野。

4.减少扩宫程度。

5.易于掌握操作。

但是，BIGATTI 刨削系统因为是无电的冷刀，如何预防出血和及时止血是使用中需要时刻关注的。评估和选择患者时需要监测手术部位的血液供应情况，备用止血设备，一旦出血，及时止血。

（宋雪凌　杨　艳　王　洋）

第十二章
生殖医学常见宫腔疾病的诊断与治疗

随着技术和设备的发展，更多的不孕女性可以在门诊完成宫腔镜检查及部分手术治疗，极大地缩短了不孕患者就诊和治疗的周期。生殖医学常见宫腔疾病包括子宫内膜炎、子宫内膜息肉、宫腔粘连、子宫中隔、黏膜下肌瘤等。随着宫腔镜新技术的发展，诊断和治疗方法有更多的选择，患者有更多的收益。

第一节　子宫内膜炎

子宫内膜炎是子宫内膜炎症病变，其表现具有显著的多样性。它可以表现为急性或慢性炎症。急性子宫内膜炎可继发于盆腔炎症疾病、胎盘残留、不全流产或泌尿生殖道细菌感染。慢性子宫内膜炎是一种持续存在的子宫内膜炎症，可继发于急性炎症。研究表明慢性子宫内膜炎在女性不孕、复发性流产以及反复着床失败者中的发生率明显高于其他人群。未经治疗的子宫内膜炎患者其自然流产率高于非子宫内膜炎患者。早期诊断和治疗子宫内膜炎可改善患者妊娠结局及预后。

子宫内膜炎的表现具有多样性和非特异性，组织学的诊断标准为子宫内膜间质浆细胞浸润。月经增殖期行宫腔镜检查，可发现子宫内膜炎症表现。其宫腔镜检查的镜下特征：局灶或弥漫性腺体周围充血；子宫内膜间质水肿；与月经周期不符的子宫内膜增厚、泛白、表面不规则；子宫内膜微小息肉（小于 1mm），带蒂并伴有基质水肿、局灶或弥漫性的腺体周围充血的息肉。相较于 CO_2 膨宫，液体作为膨宫介质更有利于发现子宫内膜炎症表现。

一、子宫内膜炎宫腔镜表现

1.子宫内膜充血　充血的子宫内膜中有局灶或分散的白色点状腺体，称为草莓征（图 12-1-1、图 12-1-2 ）。

2.子宫内膜增厚　与月经周期不符的子宫内膜增厚、泛白、表面不规则（图 12-1-3 ）。

3.子宫内膜微小息肉（图 12-1-4 ）。

4.子宫内膜表面新生血管（图 12-1-5 ）。

宫腔镜检查主要用于子宫内膜炎检查与诊断，可留取子宫内膜病理标本，明确诊断。

视频 12-1-1
宫腔镜见子
宫内膜炎

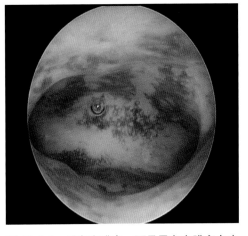

图 12-1-1　子宫内膜炎，可见子宫内膜充血内有局灶白色点状腺体

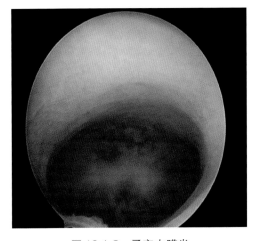

图 12-1-2　子宫内膜炎

视频 12-1-2
宫腔镜见子
宫内膜异位
症在位内膜

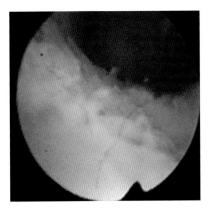

图 12-1-3　子宫内膜增厚

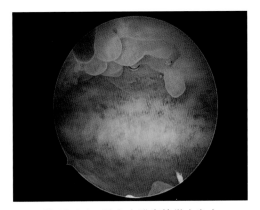

图 12-1-4　子宫内膜炎伴微小息肉

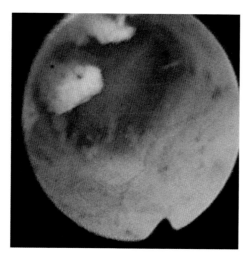

图 12-1-5　子宫内膜表面血管增生

二、子宫内膜炎的治疗

1.宫腔镜下剪刀剪除明显的炎性病灶，对广泛的炎性病灶可以用 Pipelle 管利用小负压吸出炎性内膜组织。

2.药物治疗　抗生素通常选用广谱抗生素，目前国内常用方案包括二代或三代头孢菌素，如抗菌谱不覆盖厌氧菌，需加用甲硝唑，疗程 14 天，为治疗非典型病原微生物可加用多西环素或阿奇霉素。也可用氧氟沙星或左氧氟沙星加用甲硝唑，疗程 14 天。也可以采用中医中药治疗。

（王　洋　张馨雨）

第二节　子宫内膜息肉

子宫内膜息肉是由于子宫内膜局灶性过度增生引起，可生长于宫腔的任何部位（包括宫颈管），影响内膜形态，影响胚胎正常着床。宫角部息肉可堵塞输卵管口，影响配子的运送。因而患子宫内膜息肉的不孕症妇女在行辅助生殖助孕之前应切除息肉，可增加妊娠概率。子宫内膜息肉缺乏典型的临床症状。超声检查、子宫造影有较高的漏诊率。由于息肉多位于宫底部或宫角部，诊断性刮宫容易遗漏。宫腔镜直视下可明确息肉的部位、大小，并可行宫腔镜下子宫内膜息肉摘除术。当超声检查提示宫腔内异常回声、子宫造影发现宫腔占位性病变时，应进行宫腔镜检查。

一、子宫内膜息肉镜下表现

多呈卵圆形，也有圆锥形甚至不规则形，多为单个（图 12-2-1），也可多发（图 12-2-2），息肉可以生长在宫腔任何部位，也可以生长在宫角（12-2-3）。如果息肉体积小、蒂部细，息肉可随膨宫液的流动而摆动。子宫内膜息肉需与黏膜下肌瘤相鉴别，子宫黏膜下肌瘤多呈球形或半球形，向子宫腔突出，表面血管清晰可见。除此之外，子宫内膜息肉还需与膨宫效果欠佳时的内膜皱襞或内膜息肉状突起相区别。

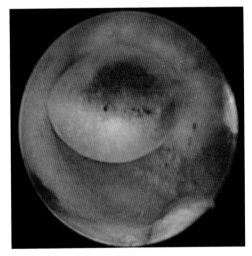

图 12-2-1　子宫内膜单发息肉

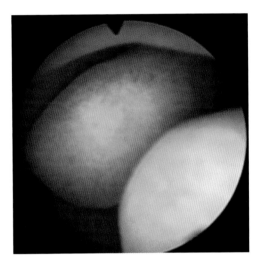

图 12-2-2　子宫内膜多发息肉

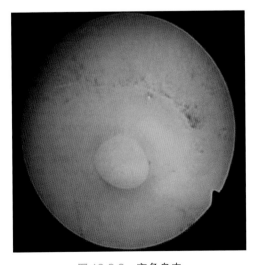

图 12-2-3　宫角息肉

二、宫腔镜子宫内膜息肉去除术

膨宫良好的情况下，宫腔镜检查确定子宫内膜息肉的部位、大小、数目和范围后选择适当手术方式。单发息肉可以用宫腔镜锐剪从操作孔道进入，从息肉底部剪除息肉，宫腔镜下用抓钳夹出或用组织钳直接夹出（图 12-2-4 ~ 12-2-7）。子宫多发息肉可以先用剪刀剪除较大的息肉，刮勺轻刮宫 1 周后，用组织钳夹出息肉组织或 Pipelle 管吸出。

当摘除宫角息肉的时候要注意，宫角息肉较为隐蔽，如盲夹容易引起子宫穿孔，可

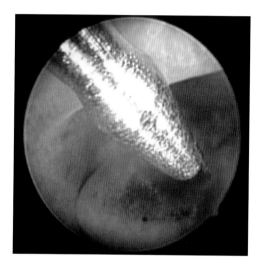

图 12-2-4　剪刀剪息肉蒂部

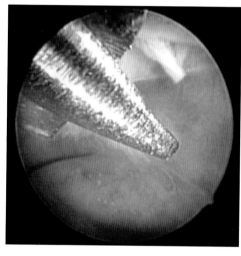

图 12-2-5　剪刀剪息肉蒂部

视频 12-2-1
宫腔镜剪除子宫内膜息肉

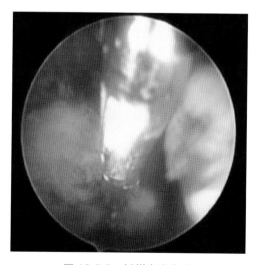

图 12-2-6　抓钳夹出息肉

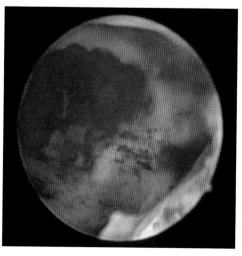

图 12-2-7　息肉剪除术后

视频 12-2-2
宫腔镜剪刀切除子宫内膜多发息肉

在宫腔镜下剪除部分蒂部，用宫腔镜下抓钳夹出，不能将蒂部完全剪除，否则因宫腔压力高息肉有进入输卵管开口阻塞输卵管的风险。息肉摘除术后要宫腔镜检查确认息肉已去除干净，多发或较大息肉切除时可在手术室麻醉下进行。

三、CAMPO 子宫内膜息肉去除术

先行 CAMPO 宫腔镜检查术，镜下见宫腔中部右前壁有一直径 0.5cm 的息肉组织；撤检查镜，连接 CAMPO 镜与手术外鞘，进入宫腔，置入活检钳，钳夹息肉根部，完整取出息肉（图 12-2-8 ~ 图 12-2-10）。

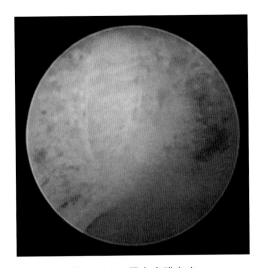

图 12-2-8　子宫内膜息肉

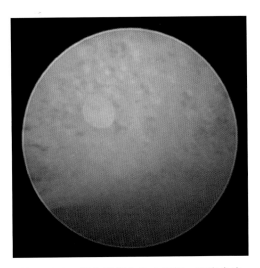

图 12-2-9　操作钳钳夹息肉根部，取出息肉

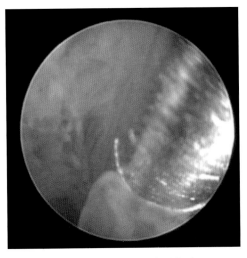

图 12-2-10　息肉取出后宫腔

四、IBS 切除子宫内膜息肉

宫腔息肉组织柔软，异常肥大的息肉可使用 IBS 直达病变组织基底部，实现完整切除。对于多发的内膜息肉，IBS 可以短时间内完全清除，视野清晰，息肉切除后被直接吸引至储存袋中。

IBS 刨削位于宫底的单发息肉见图 12-2-11。IBS 刨削在多发内膜息肉中更具优势（图 12-2-12 ）。息肉清除后的宫腔，子宫四壁光滑（图 12-2-13 ）。术后收集的息肉标本呈碎屑状（图 12-2-14 ）。

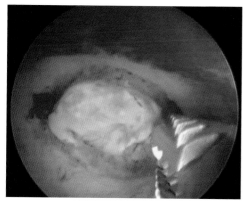

图 12-2-11　刨削位于宫底的单发息肉

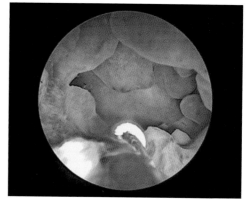

图 12-2-12　IBS 刨削多发子宫内膜息肉

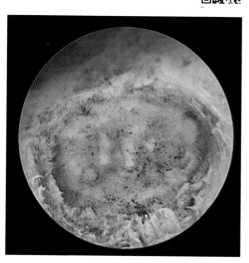

图 12-2-13　息肉清除后的宫腔

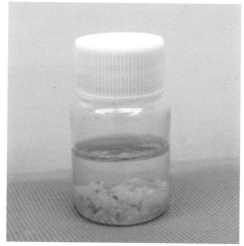

图 12-2-14　息肉标本呈碎屑状

（宋雪凌　林　忠）

第三节　宫腔粘连

宫腔粘连（Intrauterine Adhesion，IUA）是指宫腔内的粘连，是引起继发闭经、不孕和复发性流产的原因之一。1948 年，Asherman 详细描述了 29 例流产或产后刮宫所致 IUA 病例，并将其定义为"损伤性闭经（Traumatical Amenorrhea）"，又称为 Asherman 综合征。宫腔镜检查可以直视下观察宫腔粘连的部位、范围以及粘连的类型。宫腔粘连类型及宫腔闭锁程度与生殖结局有关。

一、临床表现

宫腔粘连最常见的临床表现是月经异常或生育功能异常（不孕或者复发性流产）。即使受孕成功，也可能会早产或合并胎盘位置异常，如前置胎盘或胎盘植入。月经异常分为闭经、月经过少或月经稀发，但是宫腔粘连也可见于月经正常的妇女。

二、影像学诊断

B 超主要通过子宫内膜的厚度、内膜的连续性来判断宫腔粘连，如子宫内膜变薄、不连续、与周围肌层分界不清及宫腔不同程度的分离、宫腔内见不规则的低回声区或强回声带均提示宫腔粘连（图 12-3-1）。

宫腔声学造影是指往宫腔内注入液体，可以更加清晰地看到宫腔的断续，粘连的大致位置（图 12-3-2、图 12-3-3）。

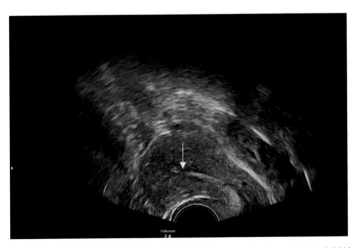

图 12-3-1　宫腔粘连 B 超图像，内膜线断续，箭头指示处为内膜断续

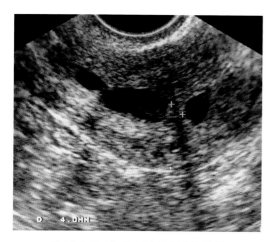

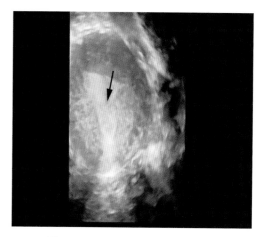

图 12-3-2　宫腔内可见宫腔粘连带　　　　　　　图 12-3-3　**3D 超声见宫腔粘连带**

输卵管子宫造影术可见宫腔内轮廓规则，边缘锐利，形态异常，不规则的充盈缺损，或子宫局部边缘不整齐（图 12-3-4）。

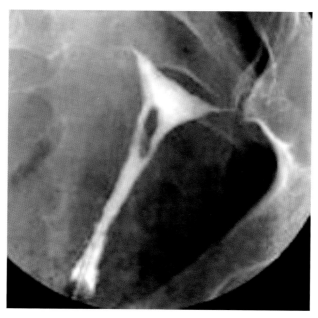

图 12-3-4　宫腔粘连输卵管造影图像

三、宫腔镜诊断

宫腔镜可以准确评估粘连部位及性质、子宫内膜情况，同时对粘连情况进行分期。

（一）分类

1. 中华医学会妇产科学分会宫腔粘连临床诊疗专家共识（表 12-3-1）

表 12-3-1 中国宫腔粘连诊断分级评分标准

评估项目	项目标准描述	评分（分）
粘连范围	< 1/3	1
	1/3~2/3	2
	> 2/3	4
粘连性质	膜性	1
	纤维性	2
	肌性	4
输卵管开口状态	单侧开口不可见	1
	双侧开口不可见	2
	桶状宫腔，双侧宫角消失	4
子宫内膜厚度（增殖晚期）	≥ 7mm	1
	4~6mm	2
	≤ 3mm	4
月经状态	经量≤ 1/2 平时量	1
	点滴状	2
	闭经	4
既往妊娠史	自然流产 1 次	1
	复发性流产	2
	不孕	4
既往刮宫史	人工流产	1
	早孕期清宫	2
	中晚孕期清宫	4

注：轻度：总分 0~8 分；中度：总分 9~18 分；重度：总分 19~28 分

2. March 宫腔粘连分类系统（表 12-3-2）

表 12-3-2 March 宫腔粘连分类系统

分级	表现
轻度	粘连菲薄或纤细，累及宫腔 <1/4，输卵管开口和宫腔上端病变很轻或清晰可见
中度	仅有粘连但无宫壁粘贴，累及 1/4~3/4 宫腔，输卵管开口和宫腔上端部分闭锁
重度	宫壁粘贴或粘连带肥厚，累及宫腔 >3/4，输卵管开口和宫腔上端闭锁

3. 欧洲妇科内镜协会分类标准   将宫腔粘连分为 I ~ V 度（表 12-3-3）

表 12-3-3 欧洲妇科内镜协会分类标准

分度	描述
I 度	宫腔多处有纤维膜样粘连带，两侧宫角及输卵管开口正常
II 度	子宫前后壁之间致密的纤维粘连，两侧宫角及输卵管开口正常
III 度	纤维索状粘连致部分宫腔及一侧宫角闭锁
IV 度	纤维索状粘连致部分宫腔及两侧宫角闭锁
Va 度	粘连带瘢痕化致宫腔极度变形及狭窄
Vb 度	粘连带瘢痕化致宫腔完全消失

4. 美国生育协会分类（表 12-3-4）

表 12-3-4 美国生育协会分类（AFS 1988）

粘连范围	<1/3	1/3 ~ 2/3	>2/3
得分	1	2	4
粘连类型	膜状	膜状及致密	致密
得分	1	2	4
月经	正常	月经过少	闭经
得分	0	2	4

1 级（轻度）：1~4 分；2 级（中度）：5~8 分；3 级（重度）：9~12 分

（二）宫腔粘连的镜下所见

宫腔镜下纤维结缔组织常表现为白斑样，容易与内膜区分；在区分困难的病例，还可以向宫腔内注入亚甲蓝：内膜着色而纤维结缔组织不着色（图 12-3-5~ 图 12-3-7）。

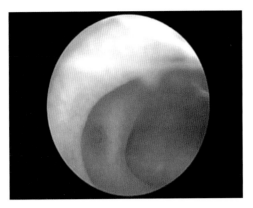

图 12-3-5　宫腔粘连 I 度

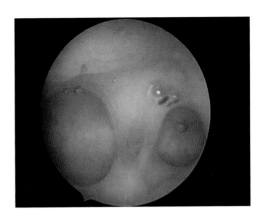

图 12-3-6　宫腔粘连 II 度

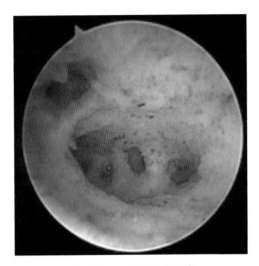

图 12-3-7　宫腔粘连 IV 度

四、宫腔粘连的手术治疗

宫腔镜粘连松解术的目标是恢复正常的宫腔容积和形态，包括完全、准确地分离粘连；防止分离后再粘连；促进子宫内膜的损伤修复。中重度的宫腔粘连松解术，腹腔镜或超声监视可指示手术部位和操作方向，降低子宫穿孔等风险。

手术步骤：

1. 充盈膀胱，腹部 B 超了解子宫内膜回声情况。

2. 常规消毒铺巾。

3.宫腔镜检查，观察宫腔粘连的部位、范围以及粘连的类型。

4.操作孔置入微型剪，分离粘连（图12-3-8）。手术原则：从宫腔下段、自下而上分解粘连；先中央后周围、先疏松后致密的分解顺序。

5.B超引导下行宫腔镜手术（图12-3-9、图12-3-10），可以增加手术的安全性。

6.宫颈管内的、子宫峡部的以及宫腔中部的粘连最好用微型剪处理（图12-3-11～图12-3-13），而子宫侧壁的粘连则可用剪刀放射状剪开（如图12-3-11）或电切镜的电切针处理（图12-3-14～图12-3-18），电热器械切除宫腔粘连，术后仍有子宫内膜电热损伤，术后粘连风险高，因此也可用微型剪切开子宫侧壁粘连，从而更大程度上保护子宫内膜。

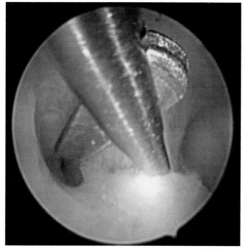

图 12-3-8　微型剪分离宫腔粘连

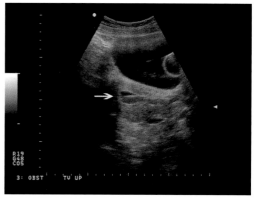

图 12-3-9　腹部 B 超下分离宫腔粘连，指示处为剪刀剪宫腔粘连

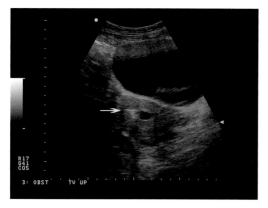

图 12-3-10　腹部 B 超下分离宫腔粘连，指示处为剪刀剪宫腔粘连

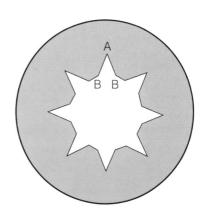

图 12-3-11　放射状剪开侧壁粘连示意图

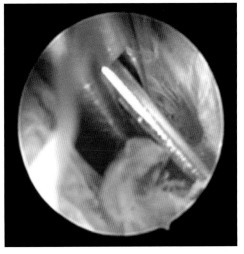

图 12-3-12　微型剪分离宫颈管内粘连

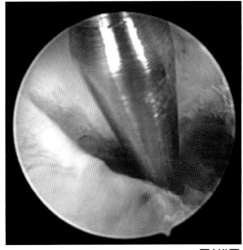

图 12-3-13　微型剪分离宫腔中部粘连

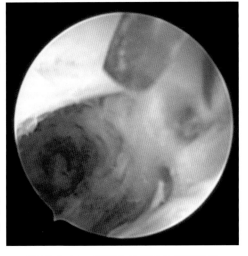

图 12-3-14　微型剪分离子宫侧壁粘连

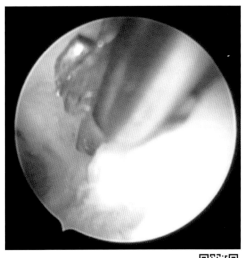

图 12-3-15　微型剪分离子宫侧壁粘连

7.当使用针状电极时，应将功率设为最低，以避免对子宫内膜进一步的热损伤（图12-3-19 ）。

8.在手术过程中，应该时刻监测并比较宫底部，子宫前壁、后壁、左右侧壁肌层的厚度，以确保手术没有造成子宫壁局部变薄。

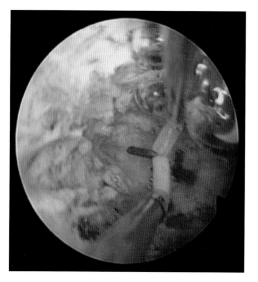

图 12-3-16 电切针分离宫腔侧壁粘连

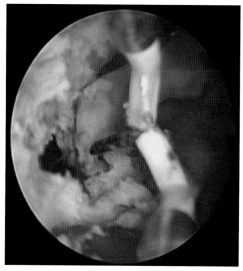

图 12-3-17 宫腔粘连切开，右侧壁与右侧宫角腔相通

视频 12-3-5 宫腔镜分离宫腔重度粘连

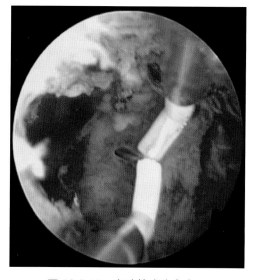

图 12-3-18 宫腔粘连分离术后

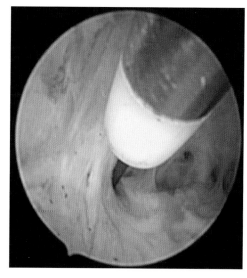

图 12-3-19 针状电极分离宫腔粘连

视频 12-3-6 宫腔粘连术中 B 超监测

五、IBS 治疗宫腔粘连

对于中、重度宫腔粘连，手术除了要到达分解粘连尽可能的恢复宫腔形态的目的，还要注意减少对子宫内膜的损伤，为粘连部位子宫内膜的修复再生创造条件。IBS 系统可以清除粘连组织形成的质硬瘢痕，相比微剪刀剪除瘢痕速度快，范围广。例如一位宫

腔粘连 III 度的患者有半宫腔完全闭锁，应用双极电切针切开致密瘢痕组织，再用 IBS 刨削瘢痕组织，术后恢复正常宫腔形态（图 12-3-20、图 12-3-21）。术后予以 2 个月的人工周期治疗后宫腔形态大致正常，原瘢痕处内膜覆盖完全（图 12-3-22、图 12-3-23）。

六、综合治疗

宫腔镜术前完善 2D、3D 超声，必要时可予雌激素补充，宫腔镜检查是明确宫腔粘连诊断及分期分级的有效检查方式，术中充分暴露内膜，并清除瘢痕组织，同时可通过术中超声监测提高手术安全性。术后处理包括：

1. 预防再粘连 术后再次粘连与否取决于宫腔内原始病变及术中对内膜的破坏范

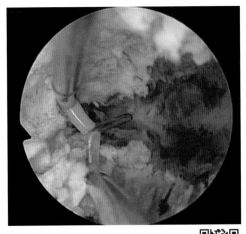

图 12-3-20 电切针或剪刀分开宫腔粘连带，宫腔内可见瘢痕组织

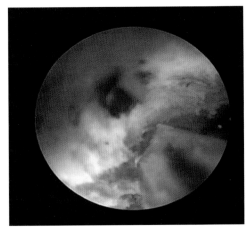

图 12-3-21 IBS 刨削瘢痕组织

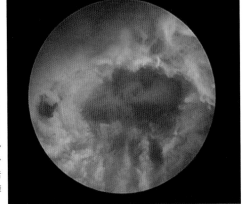

视频 12-3-7 剪刀剪开宫腔粘连后 IBS 刨削瘢痕组织

图 12-3-22 术后宫腔形态

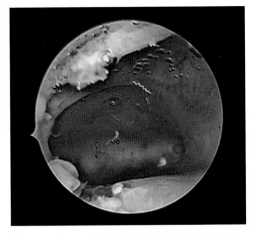

图 12-3-23 2 个月后复查宫腔形态大致正常，内膜覆盖完全

围。广泛或重度粘连的治疗预后不良，目前仍缺乏有效的预防术后复发的方法。可在宫腔粘连松解术后在宫腔内放置由 Cook 公司生产的球囊（图 12-3-24），此球囊呈心形，比 Foley 尿管做成的球囊更符合宫腔形态。如果没有 Cook 球囊，也可以使用宫内节育器或充盈球囊的 Foley 尿管，可以放置 3～7 天，在此期间同时使用抗生素预防感染。

2. 促进子宫内膜修复　可以减少再次粘连的可能，同时也可恢复月经周期和改善生育功能，研究表明术后月经恢复正常者生育功能恢复率亦高。术后可采用雌孕激素周期治疗 2～3 个月，也有文献报道可以使用雌激素 6 周后加用黄体酮 2 周，行二次宫腔镜检查。

3. 宫腔粘连的诊断和治疗强调术前充分评估和必要时雌激素预治疗、精准手术和术后的继续治疗。

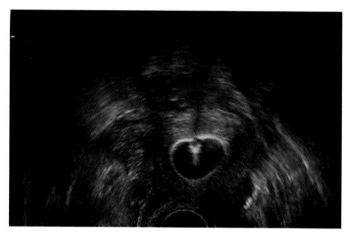

图 12-3-24　宫腔放置球囊 B 超照片

（王　洋　马彩虹）

第四节　子宫中隔

据报道，育龄期女性苗勒氏管或子宫畸形的发病率为 0.5%～6%，生育结局不良妇女中的发病率最高。最常见的子宫畸形类型是子宫中隔和双角子宫。子宫中隔的主要表现是流产或早产，而不是不孕。在复发性流产妇女中总的平均发病率为 12.6%。

一、子宫中隔的诊断

输卵管碘油造影可以提示子宫畸形（图 12-4-1～图 12-4-4），但无法对子宫外形做出判断。腹腔镜和宫腔镜的联合检查可以对子宫畸形作出明确的诊断，并协同进行手术治疗（图 12-4-5、图 12-4-6）。

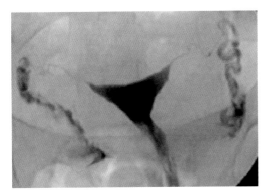

图 12-4-1　正常子宫输卵管碘油造影

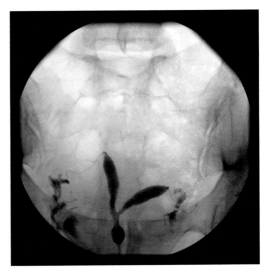

图 12-4-2　子宫中隔输卵管碘油造影

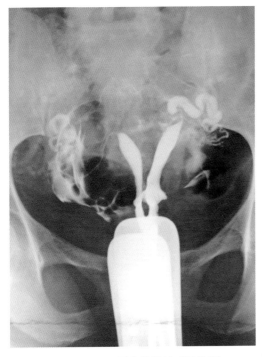

图 12-4-3　双子宫输卵管碘油造影

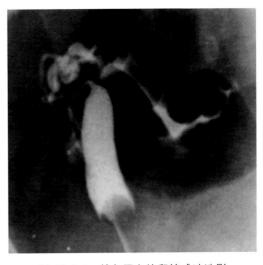

图 12-4-4　单角子宫输卵管碘油造影

近年来随着超声分辨率的提高，尤其是三维超声诊断技术的开展，能够了解子宫的外形及宫腔的形态，了解中隔的长度和宽度，目前已成为临床一线检查方法（图 12-4-7、图 12-4-8）。

超声联合宫腔镜可以了解子宫的外形，同时可以直观了解子宫腔的形态，中隔的位置、长度和宽度，同时可以在超声监护下进行手术。

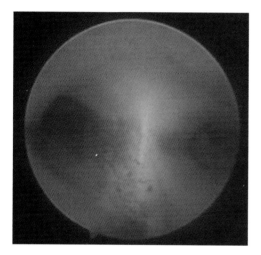

图 12-4-5　不全子宫中隔宫腔镜图像

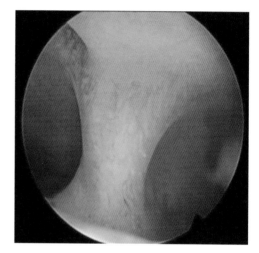

图 12-4-6　子宫中隔宫腔镜图像

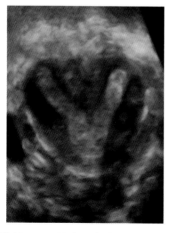

图 12-4-7　子宫不全中隔三维超声

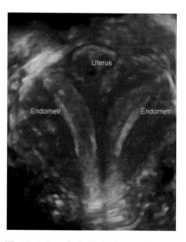

图 12-4-8　完全子宫中隔三维超声

二、手术治疗

（一）子宫中隔切除术适应证

1. 妊娠早期和中孕早期流产史；

2. 经系统检查未找到其他不孕不育的原因；

3. 辅助生育技术前发现子宫中隔。

研究表明子宫中隔切除并不提高胚胎着床率，但可降低流产率及早产率。对于单纯原发性不孕而没有妊娠丢失的患者子宫中隔是否手术仍有争议，而大部分的研究都支持这种观点：伴有中隔子宫的原发性不孕并不是宫腔镜子宫成形术的适应证，但在其他不孕原因经过恰当的评价和治疗失败后应考虑手术。

（二）宫腔镜手术步骤

宫腔镜手术通常采用使用电切器械，基本技术包括中隔切开而不是切除。使用电切操作需要注意的是对子宫内膜和子宫肌层热损伤的负面效应，及其可能带来以后妊娠时子宫破裂的潜在风险。

1. 不全子宫中隔切开

不全子宫中隔的切开可使用针状电极横向切开，从中隔的最低点开始切割，然后始终保持在中隔的中线部位和横向切面，向头侧继续切割直到输卵管开口处；应尽可能少地切开肌层，始终保持在最表浅的肌层纤维。如果发现出血增加或一个视野内见双侧输卵管口，则提示已经达到中隔的基底部（图 12-4-9、图 12-4-10）。如中隔薄而短，可以用双极电针从宫腔镜操作鞘内进入切开中隔（图 12-4-11）。

2. 完全性子宫中隔的手术切开

（1）在体积较大的半侧宫腔，逐步扩张宫颈至 10mm，置入宫腔电切镜。

（2）在另一侧宫腔，逐步扩张宫颈至 6mm，6mm 扩宫棒留在宫颈管内，作为中隔切开的指引，同时此防止膨宫介质从宫颈流出。术中由经腹超声监测扩宫棒顶端的位置及子宫的安全。

（3）宫颈内口水平开始电切，直至可见扩宫棒（图 12-4-12 ~ 图 12-4-14）。

（4）随后逐步切开中隔至宫底（图 12-4-15）。如纵向中隔组织宽，可行部分中隔切开术。

（5）也可用 Foley 球囊顶压中隔，指示中隔的位置，指导电切。并可防止膨宫液从另一宫颈口溢出。向一侧宫腔内插入尿管，注入 5 ~ 6ml 生理盐水，然后经另一侧宫颈插入宫腔镜，从中隔凸起处开始切割（图 12-4-16）。术中球囊有被切破的风险，确定宫颈上方切割起始点非常重要。一旦确立切割位置，则在保护好宫颈组织的条件下向宫底部完成切割（图 12-4-17）。建议保护好宫颈和保留宫颈内口以下的纵隔，使术后妊娠时宫颈功能不全的风险降到最低。

3. 激光子宫中隔切开

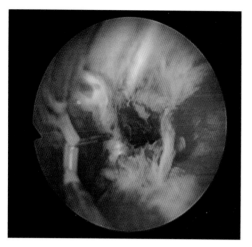

图 12-4-9 开始切开不全子宫中隔

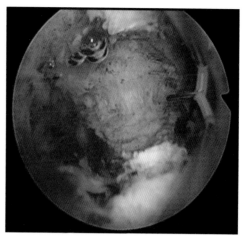

图 12-4-10 不全子宫中隔接近基底部

视频 12-4-1
宫腔镜子宫
中隔切开术

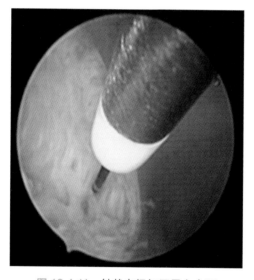

图 12-4-11 针状电极切开子宫中隔

视频 12-4-2
B超子宫中
隔+宫腔镜
双极电针切
除子宫中隔

激光切开子宫中隔可减少子宫内膜及基层的热损伤，同时，激光切开子宫中隔更为精准，并可通过检查镜的操作侧孔完成，无需行宫颈管扩张（图 12-4-18~图 12-4-22）。

4. 切开手术停止的指征

（1）宫腔镜下从白色的、没有血管的中隔过渡到看见粉红色的血管化的肌层。

（2）宫腔镜下可同时看到双侧输卵管开口，且两开口之间无分隔组织。

（3）宫腔容积扩大，子宫形态完全改善。

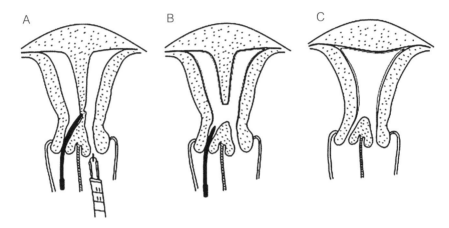

图 12-4-12　子宫完全中隔切除时金属扩宫棒指示中隔位置

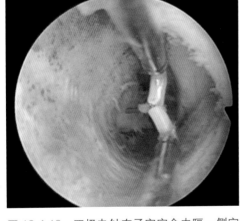

图 12-4-13　双极电针在子宫完全中隔一侧宫腔开始切开

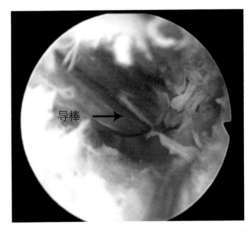

导棒　→

图 12-4-14　子宫完全中隔切开中隔时见对侧宫腔内的金属扩宫棒

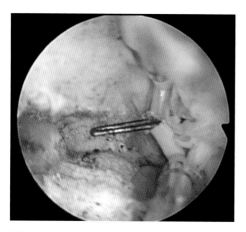

图 12-4-15 子宫完全中隔两宫腔相通后继续切开

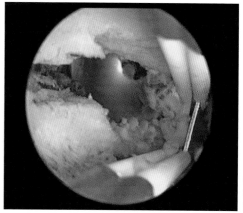

图 12-4-16 子宫完全中隔切开一侧宫腔放置球囊指引

视频 12-4-4
双极电针切开子宫中隔

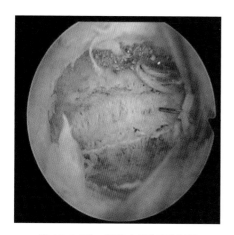

图 12-4-17 子宫中隔切开术后

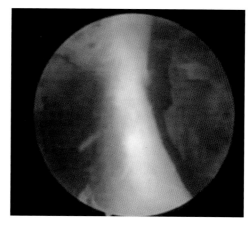

视频 12-4-5
双极电针切开子宫中隔术后宫腔粘连松解

图 12-4-18 子宫中隔

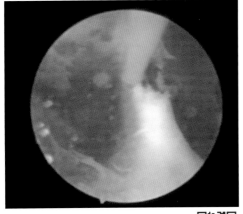

图 12-4-19　激光切开子宫中隔

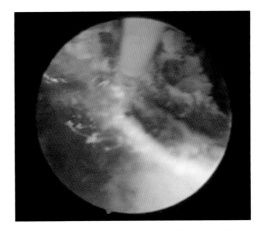

图 12-4-20　继续向宫底切开子宫中隔

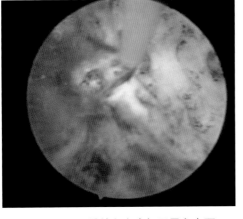

图 12-4-21　继续向宫底切开子宫中隔

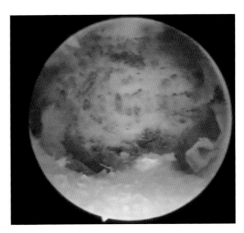

图 12-4-22　子宫中隔切开后宫腔形态

5.术中监护

（1）腹腔镜监护：宫腔镜中隔切开手术可在腹腔镜监护下进行，优点是可以了解子宫外形和盆腔情况并可以通过透光试验来判断切割深度，方法是：调暗腹腔镜光源，将宫腔镜前端紧贴中隔切割面处子宫肌壁，如在腹腔镜下看见宫腔镜透出均匀一致的光（图12-4-23），说明中隔组织已切开，如果局部透光度明显增强，说明该处肌壁很薄，高度警惕穿孔的风险，反之透明度减弱，说明切割深度不够。

也可将腹腔镜贴近子宫壁，在宫腔镜下发现透光试验阳性（图12-4-24）。

（2）术中超声监护：应用经腹超声监测的另一优势在于它能够确定子宫壁的厚度，尽可能减少肌层的切除，并且可以进行手术全程的监护，当有经验的手术医生操作时，也可以使用阴道超声监护，在切开中隔后行阴道超声检查，直至宫腔形态正常（图12-4-25、图12-4-26）。近年来也有学者认为可以用经直肠超声监护手术过程。

图 12-4-23　腹腔镜透光试验

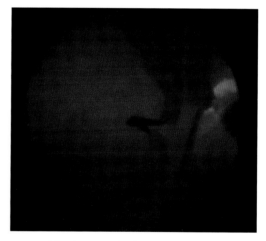

图 12-4-24　宫腔镜透光试验阳性

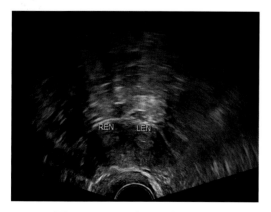

图 12-4-25　子宫不全中隔 B 超影像

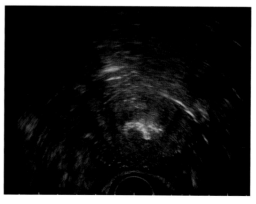

图 12-4-26　子宫中隔切开术后 B 超影像

三、术后处理

术后要预防宫腔粘连和促进子宫内膜修复，预防粘连的方法同本章第三节，然而，对宫腔镜子宫中隔切开术患者的随机研究表明，无论采用哪一种预防粘连的方法，以及采用子宫输卵管造影或宫腔镜等影像学方法随访观察，术后宫腔粘连的发生率都没有差异，并且子宫中隔切开术后是否使用雌激素或宫内节育器等现在尚无定论。

（宋雪凌　马彩虹）

第五节　特殊部位异位妊娠

子宫的特殊部位异位妊娠，包括剖宫产切口瘢痕妊娠、宫角妊娠、宫颈妊娠及子宫肌壁间妊娠等。常规的人工流产手术及清宫术难以彻底清除绒毛及妊娠组织。同时，反复的清宫及过度搔刮宫腔会增加术后宫腔粘连风险，影响患者远期生育。宫腔镜检查可直观观察到妊娠组织及妊娠部位，并在可视的情况下完成妊娠组织清除。

一、子宫肌壁间妊娠

一例子宫腺肌症患者妊娠后胚胎着床于宫底肌层的腺肌症病灶中，术前 B 超确定肌壁间妊娠病灶。应用常规的负压吸宫器械无法到达宫底肌层的病灶中。而 IBS 系统的刨削刀头可以伸进囊腔中抽吸绒毛组织。术后 2 个月患者复查超声宫底肌层未见异常回声（图 12-5-1 ～ 图 12-5-4 ）。

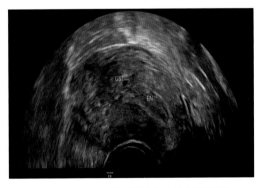

图 12-5-1　肌壁间妊娠病灶的超声图像

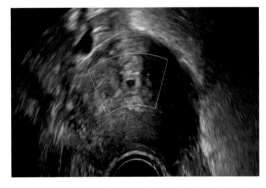

图 12-5-2　肌壁间妊娠病灶的超声血流图像

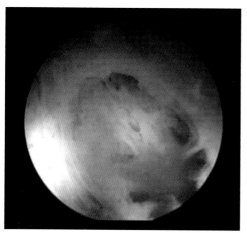

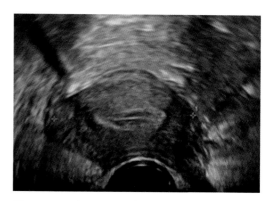

图 12-5-3　妊娠囊腔内的绒毛组织（箭头指示）

图 12-5-4　术后 2 个月复查超声未见宫底肌层异常回声

二、宫角妊娠

宫角妊娠行清宫术往往因为位置特殊，难以彻底清除妊娠组织，腹腔镜下需行宫角切除清除妊娠病灶，当病灶并不明显突向腹腔时，腹腔镜探查可能难以准确发现病灶，同时切除一侧宫角可能增加再次妊娠后子宫破裂风险。宫腔镜检查可以定位宫角妊娠病灶，并可通过 IBS 系统在宫腔镜直视下清除宫角妊娠病灶，最大程度降低子宫内膜及子宫形态损伤（图 12-5-5 ~ 图 12-5-9）。

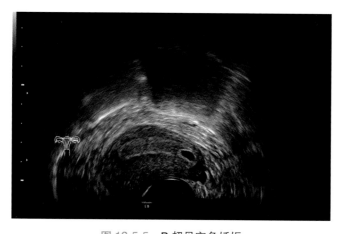

图 12-5-5　B 超见宫角妊娠

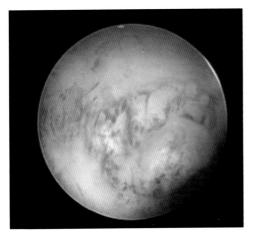

图 12-5-6　术中见左侧宫角妊娠

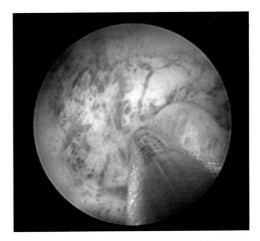

图 12-5-7　旋切到头紧贴妊娠囊

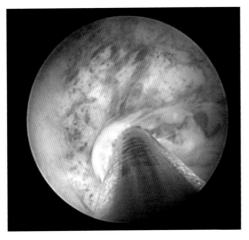

图 12-5-8　旋切并吸除妊娠组织

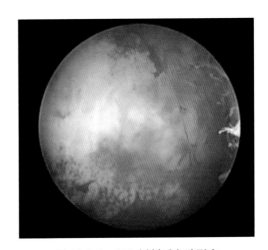

图 12-5-9　IBS 刨削后宫腔形态

三、间质部妊娠

一例宫角妊娠同时侵入间质部妊娠，同样如行腹腔镜手术，可能难以准确发现病灶，同时切除一侧宫角可能增加再次妊娠后子宫破裂风险。通过 IBS 系统完全清除了妊娠病灶（图 12-5-10 ~ 图 12-5-15）。

四、剖宫产切口瘢痕妊娠

剖宫产切口瘢痕妊娠因其妊娠病灶位于剖宫产切口瘢痕处，位置深在，易出血。腹

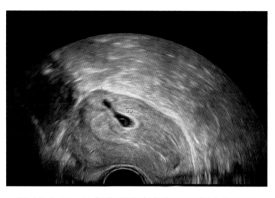

图 12-5-10　B 超发现宫角妊娠同时侵入间质部

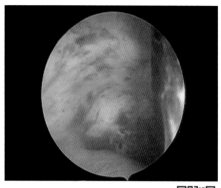

图 12-5-11　宫腔镜见右侧宫角妊娠组织，宫腔内积血

视频 12-5-1 B 超引导间质部妊娠清除

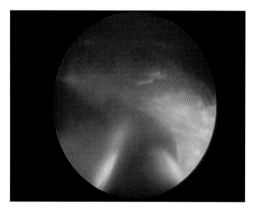

图 12-5-12　IBS 清除宫腔内积血

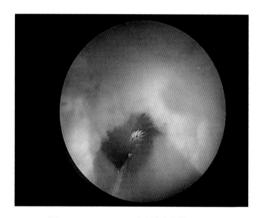

图 12-5-13　IBS 刨削右侧间质部

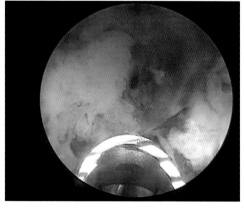

图 12-5-14　IBS 右侧间质部内绒毛组织

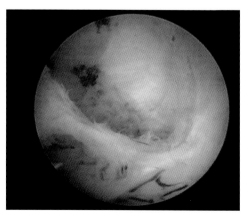

图 12-5-15　间质部妊娠组织清除后

腔镜或开腹瘢痕组织清除或瘢痕修补术术后仍有瘢痕愈合不良可能。对于不侵入浆膜的病灶，IBS 系统可以清除切口瘢痕处妊娠病灶，减少手术创伤（图 12-5-16）。

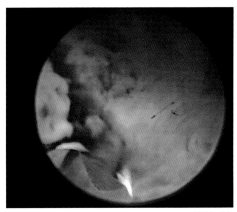

图 12-5-16　IBS 清除剖宫产切口
瘢痕处妊娠组织

（张馨雨　宋雪凌）

第六节　子宫黏膜下肌瘤

子宫黏膜下肌瘤占所有子宫肌瘤的 10%～20%，子宫黏膜下肌瘤患者常伴有月经过多、月经间期出血、不孕或流产。B 超检查（尤其是注水超声检查图 12-6-1）和子宫造影可以诊断子宫黏膜下肌瘤，但宫腔镜是诊断的"金标准"。多数黏膜下子宫肌瘤可以通过宫腔镜手术切除。术前宫腔镜检查和超声检查判定子宫肌瘤的大小、数量、位置以及突向肌壁的深度非常重要。子宫肌瘤的大小、数量和位置决定了其是否能被完全切除以及完整切除需要的手术操作次数、手术持续时间以及发生液体负荷过量相关并发症的风险。

一、子宫黏膜下肌瘤的宫腔镜分类

子宫黏膜下肌瘤镜下多呈圆球或椭圆形，向子宫腔突出。肌瘤的色泽为黄色或红色，表面的内膜血管清晰，血管的分布及走向也较规则。分类系统对于正确地选择子宫肌瘤切除术的适当术式，以及评价患者的手术风险及预后是非常重要的。欧洲宫腔镜协会的分类系统是根据子宫肌瘤的位置、以及突向或侵犯子宫内膜腔的程度进行分类的（表 12-6-1，图 12-6-2～图 12-6-5）。

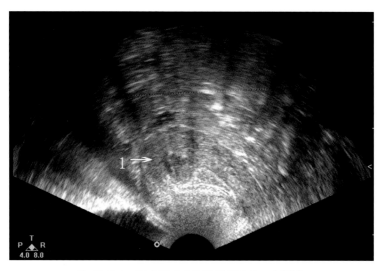

图 12-6-1　子宫肌瘤（部分黏膜下）B 超影像

表 12-6-1　子宫黏膜下肌瘤的分类系统

宫腔镜类型	子宫声学造影分类	描述
0 型	1 类	有蒂子宫肌瘤，子宫肌瘤 100% 在宫腔内，无肌壁间部分
I 型	2 类	广蒂子宫肌瘤，突向肌壁内部分小于 50%
II 型	3 类	黏膜下子宫肌瘤，大于 50% 在肌壁间

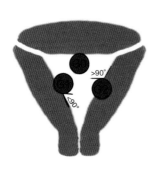

图 12-6-2　子宫黏膜下肌瘤分类

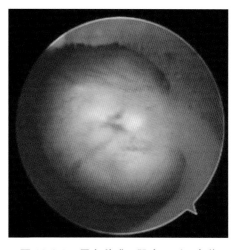

图 12-6-3　子宫黏膜下肌瘤 0 型：有蒂

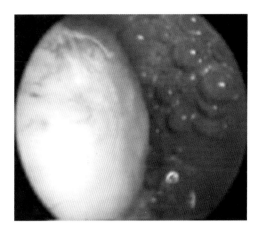

图 12-6-4 子宫黏膜下肌瘤 I 型：突向肌壁 ＜50%

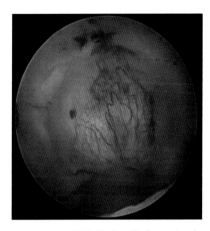

图 12-6-5 子宫黏膜下肌瘤 II 型：突向肌壁 ＞50%

二、手术适应证

1. 部分或全部突向宫腔的子宫肌瘤。
2. 超声测量 II 型黏膜下肌瘤外缘距子宫浆膜 ＞5mm。

三、手术方法

宫腔镜是治疗子宫黏膜下肌瘤的首选方式，Shokeir 提出对于子宫肌瘤伴有不良妊娠史的患者，宫腔镜手术可以提高妊娠率及活产率。术前二维及三维超声检查可以明确诊断并帮助确定肌瘤的大小、位置和数量，指导手术治疗（图 12-6-6）。

切除有蒂的或黏膜下子宫肌瘤的方法包括钳夹、剪切、双极或单极电切环切割、汽化、粉碎或激光汽化。在许多情况下，需几种技术联合应用以助完全切除子宫肌瘤。宫腔镜环状电极切除是目前切除子宫肌瘤的最常用方法。

1. 切除黏膜下肌瘤突向宫腔部分 宫腔镜下明确子宫黏膜下肌瘤或者宫腔局部病变，在视野清晰条件下将环状电极伸出，然后向术者方向收回（图 12-6-7）。当金属电切环被拉向术者时，会切下新月状的子宫肌瘤"碎屑"或碎片，重复此操作。有部分肌瘤可先用电切切开后，再用卵圆钳、抓钳或息肉钳夹出。

2. 切除 II 型黏膜下肌瘤 当肌瘤向宫腔内突出较少时，宫腔镜下不易确定位置，可降低宫腔压力，肌瘤逐渐向宫腔内突出。小的 II 型黏膜下肌瘤向宫腔突出不明显时，电切环刮开表面内膜后可见色白的肌瘤，并向宫腔内突出，再行切除术。先切除肌瘤向宫腔内突出部分后，降低宫腔压力，可静点催产素，等待片刻，肌瘤再次向宫腔内突出再

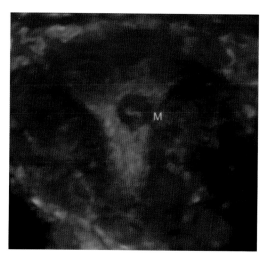

图 12-6-6　子宫黏膜下肌瘤三维超声（M 子宫肌瘤）

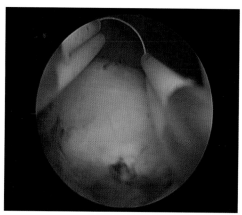

图 12-6-7　子宫黏膜下肌瘤双极环状电极电切

视频 12-6-1a 子宫黏膜下肌瘤 II 型第一次手术

行切除术，直至肌瘤完全切除（图 12-6-8 ~ 图 12-6-13）。也可用取卵穿刺针注射子宫肌瘤后，分次切开肌瘤至完全切除。

视频 12-6-1b 子宫黏膜下肌瘤 II 型第二次手术

3.辨别正常子宫肌层组织　子宫肌瘤呈旋涡状纤维结构，子宫肌层为柔软的纤维束结构。子宫肌瘤应切除干净直至创面充血红润（图 12-6-14、图 12-6-15）。

4.在假包膜内进行肌瘤的切除，减少液体负荷过量的发生。一旦子宫肌层被切开，子宫肌层创面的出血和吸收入血的膨宫液都会明显增加，尽量缩短手术时间，术中注意过多液体吸收引起的"水中毒"。

对于较大的 II 型子宫黏膜下肌瘤，分次手术切除。

视频 12-6-2 宫腔镜剪刀去除黏膜下肌瘤

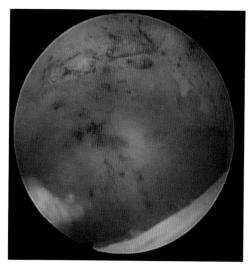

图 12-6-8　子宫黏膜下肌瘤：宫腔压力高不易寻找

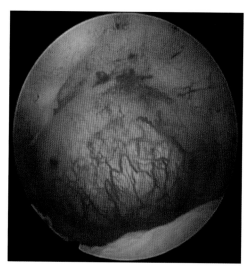

图 12-6-9　宫腔压力下降后子宫黏膜下肌瘤向宫腔突出

视频 12-6-3 宫腔镜电切子宫肌瘤

视频 12-6-4 剖宫产瘢痕处子宫黏膜下肌瘤切除术

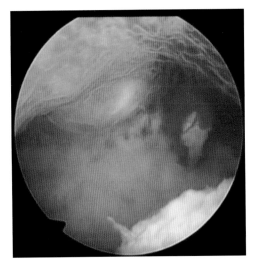

图 12-6-10　Ⅱ型子宫黏膜下肌瘤

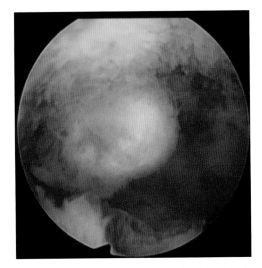

图 12-6-11　Ⅱ型子宫黏膜下肌瘤刮宫后向宫腔内突出

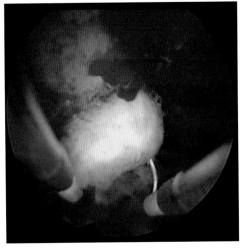

图 12-6-12　子宫肌瘤电切

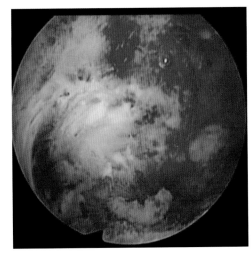

图 12-6-13　子宫肌瘤电切术后

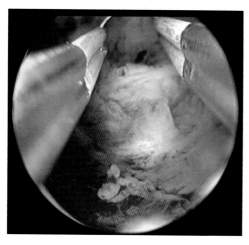

图 12-6-14　子宫黏膜下肌瘤切除

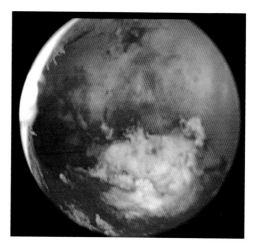

图 12-6-15　子宫黏膜下肌瘤完全切除术后

5.肌瘤碎片可用息肉钳、抓钳、吸刮器或用金属电切环将其取出，器械盲插进入宫腔取出肌瘤碎片时需要小心子宫穿孔的风险，应将所有"自由漂浮"的碎片组织取出送病理组织学检查，以防止阴道分泌物持续时间延长、分泌物恶臭、粘连和感染的风险。

6.宫底部肌瘤凸起不明显时，可先用针状电极切开肌瘤表面内膜，待肌瘤突向宫腔后试着剥除肌瘤结节，或用环状电极切除（图 12-6-16 ）。

7.侧壁 II 型黏膜下肌瘤凸起不明显时，用环状电极垂直切开肌瘤表面组织及肌瘤组

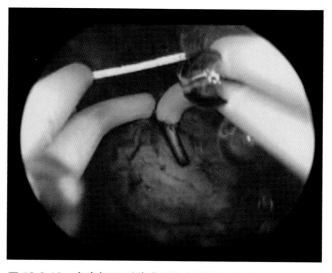

图 12-6-16　宫底部 II 型黏膜下肌瘤用针状电极切开肌瘤表面

织，肌瘤剖开后界限清晰，更容易剥除（图 12-6-17、图 12-6-18）。

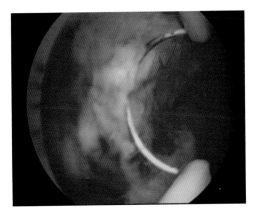

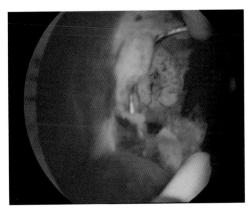

图 12-6-17　宫腔右侧壁小的 II 型黏膜下肌瘤，环状电极垂直切开肌瘤

图 12-6-18　垂直切开肌瘤后，电切环边剥边切，切除肌瘤

四、IBS 治疗黏膜下肌瘤

　　IBS 适用于生长在宫腔内部的肌瘤（0 型）或大部分生长于宫腔内、小部分生长于子宫肌层的肌瘤（I 型）。总体而言，刨削刀头的切割窗口必须完全贴合于待切除的病变组织处。肌瘤生长的部位及硬度是影响手术能否顺利实施切割的关键因素。术中见一直径 4cm 完全黏膜下肌瘤（图 12-6-19），应用 IBS 贴合在肌瘤表面旋切缩小瘤体（图 12-6-20），再贴近蒂部刨削，后钳夹取出完全游离的肌瘤。1 例术中所见为直径 2cm 的 0 型黏膜下肌瘤，紧贴瘤体刨削至完全清除肌瘤（图 12-6-21），术后肌瘤无残留，内膜无损伤（图 12-6-22）。I 型黏膜下肌瘤（图 12-6-23）可以用齿钳牵拉陷于肌壁间的瘤体使其突向宫腔便于刨削（图 12-6-24）。图 12-6-25 为肌瘤削除后的宫腔，肌壁间的部分被完全剔除。

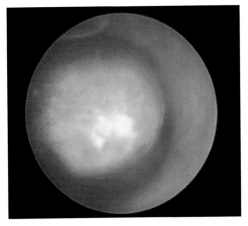

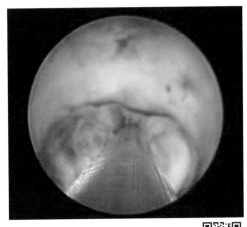

图 12-6-19　0 型黏膜下肌瘤

图 12-6-20　切割窗口完全贴合在肌瘤表面

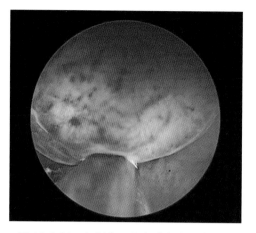

图 12-6-21　切割窗口完全贴合在肌瘤表面

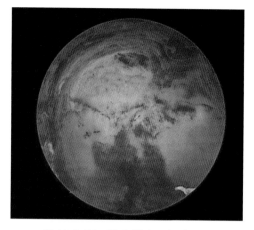

图 12-6-22　肌瘤削除后宫腔形态

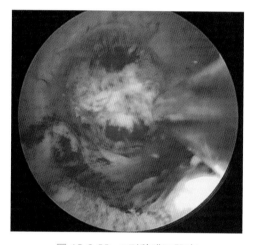

图 12-6-23　Ⅰ型黏膜下肌瘤

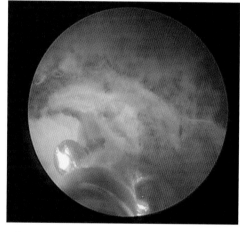

图 12-6-24　齿钳向外牵拉陷于肌壁间的瘤体

视频 12-6-5
IBS 辅助切除
子宫黏膜下肌瘤

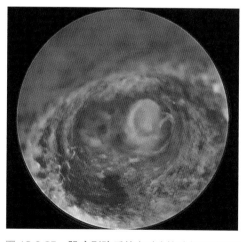

图 12-6-25　肌瘤剔除后的宫腔（箭头标示瘤腔）

（宋雪凌　杨　艳　马彩虹）